李泉红　刘秀枝◎主编

华明珍

临证经验集萃

山东科学技术出版社

图书在版编目（CIP）数据

华明珍临证经验集萃/李泉红,刘秀枝主编.—济
南:山东科学技术出版社,2017.1（2021.1重印）
ISBN 978-7-5331-8564-0

Ⅰ.①华… Ⅱ.①李… ②刘… Ⅲ.①中医临床—经
验—中国—现代 Ⅳ.①R249.7

中国版本图书馆 CIP 数据核字(2016)第 250706 号

华明珍临证经验集萃

李泉红　刘秀枝　主编

主管单位:山东出版传媒股份有限公司
出 版 者:山东科学技术出版社
　　　　　地址:济南市玉函路 16 号
　　　　　邮编:250002　电话:(0531)82098088
　　　　　网址:www.lkj.com.cn
　　　　　电子邮件:sdkj@ sdpress.com.cn
发 行 者:山东科学技术出版社
　　　　　地址:济南市玉函路 16 号
　　　　　邮编:250002　电话:(0531)82098071
印 刷 者:北京时尚印佳彩色印刷有限公司
　　　　　地址:北京市丰台区杨树庄103号乙
　　　　　邮编:100070　电话:(010)68812775

开本:710mm×1000mm　1/16
印张:14.75
字数:245 千
彩页:2
印数:1-3000
版次:2021 年 1 月第 1 版 第 2 次印刷

ISBN 978-7-5331-8564-0
定价:59.00 元

前　言

中医学博大精深，是一个伟大的宝库，而在这个宝库中，最重要的应该是掌握这一宝藏的人才，所以目前对名老中医的学术经验研究得到了广泛的关注，更好地继承和发扬名老中医们的学术经验也受到了国家和许多有识之士的重视。

华明珍教授从医五十余年，是山东省名老中医药专家，全国第四和第五批老中医药专家学术经验继承工作指导老师，华明珍全国名老中医药专家传承工作室指导老师，享受国务院特殊津贴。华明珍教授善治心血管疾病、老年病及许多疑难杂症。其治学严谨，学贯中西，对心系疾病有着丰富的临床经验，救治了数不清的患者。她的临床经验和学术思想是中医界的宝贵财富。

笔者们有幸可以师承华明珍教授，在跟师学习的同时，也深刻地体会到我们担负着把华明珍教授的学术经验发扬光大的历史使命，这是作为中医人的责任，所以我们将跟师时华明珍教授的临证验案记录下来，供大家研读，并将自己学习的体会分享给所有关心、热爱中医的同道。文中涉及国家禁用中药材，如犀角等皆用替代品。

由于我们的水平有限，极有可能对华明珍教授的临证经验体会不够深刻、完整，还请广大读者不吝赐教，如书中有分析不当之处，也请批评指正。

编者

2016 年 4 月

华明珍,主任医师、兼职教授,博士生导师,一直从事中医内科临床、教学、科研工作,积累了丰富的临床经验,形成了自己独特的学术思想。被评为"济南市名老中医""山东省名中医药专家",山东省首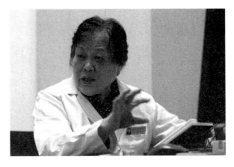批中医师承指导老师,第四批、第五批全国名老中医药专家学术经验指导老师,2012年被国家中医药管理局批准成立"全国名老中医传承工作室"指导老师;享受国务院特殊津贴;曾多次获得山东省及济南市科技进步奖;参编、主编学术论著五部,发表省以上刊物论文数十篇。

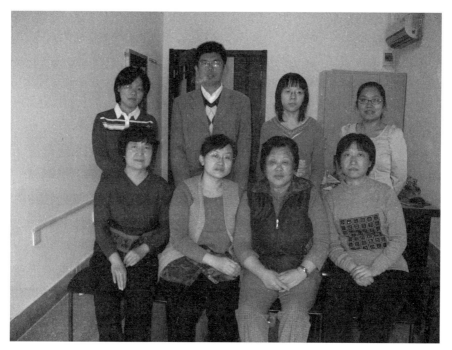

华明珍工作室成员

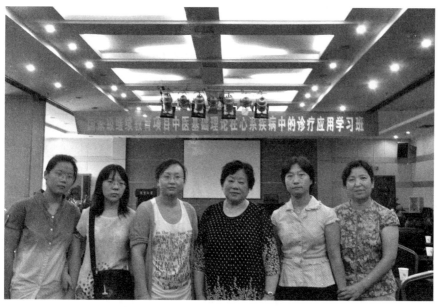

华明珍工作室举行国家级继续教育会议现场

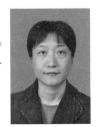

李泉红,女,1972 年 2 月出生,医学博士,副主任中医师。2008 年起师从华明珍教授,第四批全国名老中医药专家华明珍教授学术继承人,华明珍全国名老中医传承工作室负责人。

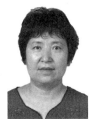

刘秀枝,女,大学本科,1995 年毕业于陕西中医学院医疗系,副主任中医师。第五批全国名老中医学术经验继承人,华明珍全国名老中医传承工作室成员。

主　编　李泉红　刘秀枝

副主编　牛英硕　何　蕾　杨　军　华　愫　李全胜　迟辰昱

编　者　刘迎新　刘　颖　王瑞雯　商和儒　秦　英　张淑梅
　　　　　张艳红　李　倩　林　颖

慈心仁术，巾帼不让须眉

——记济南市中医医院全国名老中医华明珍

华明珍（1942 - ），女，汉族，1965 年毕业于山东中医学院医疗系，大学本科学历。济南市中医医院主任医师、山东中医药大学兼职教授、博士生导师（师承）。全国名老中医传承工作室建设项目指导专家、全国第四批、第五批名老中医药专家学术经验继承指导老师、济南市中医药师承教育指导老师、山东省名中医药专家、济南市名老中医、济南市卫生局创三优争一佳最佳医务工作者、全市科技先进个人，享受国务院政府特殊津贴。

华明珍教授出生在一个知识分子家庭，家道殷实，自幼接受良好的教育，家风的淳朴造就了她豁达乐观的品格。她热情好学，不畏困难，不论环境多么艰难，她都含笑面对。

她是一位巾帼不让须眉的医生。慈心仁术是她一生的追求。为此，她付出了许多努力，作为济南市中医医院建院初期的员工，开辟了工作中的许多第一，参与创建了济南市中医医院的急诊科、心血管病科。她无私奉献，无怨无悔。她遍览群书，博闻强识，颇有建树，临证成绩斐然。

她桃李芬芳，诲人不倦。她对学生严格要求，无门户之见，不论是实习学生、进修医师、年轻同事还是入门弟子，她从不吝惜把自己的宝贵临床经验倾囊相授，直到今日，她的临证经验仍被临床广泛地应用，使越来越多的患者受益。

初涉岐黄，名师指点

五十五年前，华明珍怀着敬仰、探索、求实的心情和目的，走进了山东中医的最高学府——山东中医学院（现山东中医药大学）。这是一所新建的大学，是党的中医政策的实施，也是为了更好地挖掘祖国医学宝库以及更好地传承中医传统文化而建立的中医最高学府。当时建校的目标是培养新型的高级中医师。在这里，华明珍有幸跟随全国著名的中医专家张珍玉及现在的国医大师张灿玾等学习。她如饥似渴地学习着，全面继承中医经典，不断提高中医临床的实践水平，同时涉猎一些西医学的发展和动态。在学习过程中，老师严格要求，言传身教，认真地传授，作为学生的华明珍认真学习，师古而不泥古，学有所长。

在磨难中成长,在发展中不断地壮大。让华明珍记忆最深的事是当时学院组织学生与老师下乡巡回医疗及实习中,师生共同为农村患者服务。在实践中,巩固了课本上的知识,提高了临床实践的水平,真正做到了学以致用,既为农民治好了病,更提高了她的医学水平。

在学校里学习中医,起始是有些枯燥,文字内容深奥,对经典知识的缺乏增加了学习难度。但这是学中医的起步阶段,奠定好基础是必要的。她想方设法不断探求,在学习中不断升华,深刻体会在阴阳中求阴阳的相同与差异;在矛盾中不断总结对立和统一的关系;在五行生克中达到相互促进、相互制约的目的。只有这样才能使所学之中医学知识融会贯通,达到天人相应的境界,更好地促进人与自然的和谐。大学本科6年的刻苦学习,为华明珍今后学术和医疗品格的提升奠定了良好的基础。

博采众家,勤耕不辍

1965年,华明珍大学毕业后到济南市中医医院内科工作,作为济南市中医医院第一批科班出身的高素质人才,华明珍得到了当时济南市中医医院全国著名的中医药专家李乐园等老前辈们的悉心教导,李乐园是原济南市中医医院副院长、内科主任,山东省乃至全国知名的中医内科专家,学术功底深厚,岐黄之术精湛,能背诵清代吴谦等撰写的《医宗金鉴·内科心法要诀》等多部经典著作,医德高尚,深受患者的赞许。华明珍异常珍惜这样宝贵的学习机会,经常24小时待在医院里,做了一名真正的"住院医师"。她抓住每一个学习的机会,认真总结老专家的经验,对照患者,认真体会。老专家雄厚的经验理论,丰富的临床经验,以及他们无私地"传、帮、带"对华明珍影响很大,使其终生难忘,受益匪浅。时至今日,对于很多心得体会仍感触颇深,每当同她的弟子们谈起那段紧张而充实的时光,仍是无比怀念。

宝剑锋从磨砺出,梅花香自苦寒来

五十年来,华明珍始终在中医临床工作的第一线,尤其是中医内科及中医急诊工作的医疗、教学与科研工作;由住院医师成长为主任医师,兼职教授、博士生导师;"业精于勤,荒于嬉"。由于她对中医事业的热爱与执着,在临床实践中不断地潜心研究,广泛地阅读医学经典,继承历代医家及先辈们的智慧,由博返约,慎重思考,吸取其精华,继承先辈们的经验,并在实践中探索与实施。中医古籍,汗牛充栋。在浩如烟海的医书中,一定要熟读、精思,深刻理解,才能达到运用自如的目的。华明珍教授反复研读中医经典著作,写下了许多心得体会。辛勤的劳动，换来了丰硕的成果，华明珍对中医事业的热爱与执着，得到领导和同志们的肯定，先后被评为"山东省名中医药专家""济南市名老中医""济南市卫生局创三优争一佳最佳医务工作者""全市科技先进个人"，享受国务院政府特殊津贴等。这些荣誉使她对中医事业更加有信心，深爱自己的专业，决心将自己的临床所得传授下去。华明珍承担了山东省首批名老中医传承指导老师的工作，带徒弟两名，现都是科室的骨干、主任医师、学科带头人；承担了国家人事部、卫生部、教育部、国家中医药管理局第四批与第五批的传承工作指导老师，已带出博士生三名。2012年国家中医药管理局批准成立"华明珍全国名老中医传承工作室"，现正在创建实施中，该传承团队是一个老中青结合的班子，富有朝气，华明珍正努力将名老中医经验更好地继承下去，使薪火相传，生生不息。2014年12月，华明珍教授又承担了济南市第二批名中医"薪火传承231工程"的师承工作，继续为培养中医人才作出自己的贡献。

在培养中医接班人方面，华明珍教授一直都非常重视，她认为他们是中医的未来，是振兴中医的希望。所以华明珍教授从来都是倾囊相授。无论是师承弟子、进修学员、各高等中医院校实习生、研究生，她都会因人施教，为学生讲授中医药知识，诲人不倦，使他们学有所得。她曾为市卫生局中医经典班讲授《黄帝内经》，为西医学习中医班讲《中医内科学》，在教学中学习，在学习中提高自己，做到教学相长，桃李芬芳。

遵古不泥古，发扬不离宗

现代信息化使我们传统的中医模式正在发生变化，华明珍认为只有不泥古，才有创造性，因此她不断地学习，充实自己。她曾到全国中医急症中心重庆中医研究所学习班学习，认真学习了黄星垣教授应用中医中药治疗急症的经验；参加全国内经师资班学习中医经典，为临床和中医教学打下基础；到山东大学齐鲁医院内科进修学习，系统全面地学习西医内科常见病、多发病防治的各种检测手段，丰富了自己的西医临床水平。进修任务完成后，华明珍积极参加了济南市中医医院急诊室的创建工作，结束了该院不看急症的历史，并在内科开办了中医心血管病房，开创专业性病房，在临床上能融中西两法，扬长避短，开展诊病工作，她常说："我们要做到术业有专攻，有'专'才能'精'，有'精'才能更好地提高自己。"

以科研促临床，在临床中不断地总结，验证提高自己的专业水平，增强科研能力。华明珍先后较为系统地全面总结了"强心复脉饮""定心片""复律膏"及

"温通膏"等制剂对心律失常的临床及实验研究,其中四项获得山东省科技进步三等奖及济南市科技进步二等奖。在心血管疾病及疑难病等方面积累了丰富的经验,曾担任国家中医药管理局胸痹协作组副组长,参与了有关诊断标准及治疗方案的研究,参与了《中医心病学》的编写,积极组织与参与协作组的学术活动,使其通过学术交流,相互切磋,对"胸痹"的研究提供了新的思路与方法。目前,济南市中医医院治疗胸痹及心悸等心系疾病的诊疗规范中的治疗方剂许多都是华明珍教授的经验方,这些经验方临床疗效确切,效果显著,已成为济南市中医医院治疗心系疾病的特色。为把华明珍教授的学术经验更好地推广开来,济南市中医医院及华明珍全国名老中医传承工作室已连续三年举办全国继续教育学习班,吸引了全国许多中医界的同仁前来学习交流,达到了很好的学习推广效果。

仁医仁术,大医精诚

在华明珍教授的诊室最显眼的地方,悬挂着医圣孙思邈的"大医精诚",华明珍在从医之始就立志遵循"古训",以其为立身之本,并时刻这样要求自己,同时也把这份执着传递给了她的弟子们。对于她的弟子们,她上的第一节课就是先背诵《大医精诚》,然后写心得体会,之后就是落实到临床实践的每一个细节。在临床诊治过程中,以诚恳的态度接待患者,急患者所急,想患者所想,急其痛苦,想其治疗;心怀仁慈,乐善好施,认真诊治,详察病情,一丝不苟,戒轻浮、相轻等不负责任的态度,始终铭记孙思邈的《大医精诚》的训告,对技术精益求精,对病人要有同情心、责任心,为华明珍为医的终生之道。对于患者不论贫富及地位高下均一视同仁,也不会因经济利益开具大处方、人情药。曾经有一位干部,因感周身乏力,精神不佳,请华明珍教授看病,要求给开些人参、鹿茸等大补之品,华教授认真询问病情,患者平素嗜烟酒,有酒渣鼻,舌苔黄厚腻,脉滑,不符合虚证之象,故耐心细致地解释,处以方药,患者症状很快缓解,对华教授敬佩有加。对于贫困之士,华教授也不会因其诊金匮乏而置之不理。曾有一外地务工人员,初来济南即感胸闷、心前区不适,请华教授诊看,诊断为心肌梗死,华教授不畏辛劳,一心赴救,终使患者转危为安。正是怀有这种情怀,华明珍在工作中得到了广大患者的信任和认可,许多病人一家四代均是她的患者。有一位老患者,她和儿子、儿媳、孙子都曾是华明珍教授的患者,重孙子稍有不适,也要抱来请华教授瞧瞧,才肯放心。像这样一家三代甚至四代由华明珍教授照顾健康的例子比比皆是。有一位心律失常、心动过缓的患者,看遍了济南的各大医院,得出的结论均是建议安装心脏起搏器,患者虽然痛苦,但却不愿做手术,于是慕名来到华明珍教授的诊室,在华教授的精心治疗下,患者很快心率上升到60~67次/分,心慌、胸闷、头晕等症状消失,患者激动地说:"我终于感觉到自己有心跳了!"华明珍教授不仅对心系疾病有独到的见解,对一些疑难杂病也是手到擒来,有一位新疆的患者,因阴囊湿冷多年,痛苦异常,多处就诊,效果枉然,出差到济南,抱着试一试的态度,来到华明珍教授的诊室,华教授认真查看了这位患者多年的就诊记录,给患者开了一周的汤药,患者半信半疑地问:"您看我这病还能治好吗?"华教授谦虚地说:"你吃吃看,要对你的病有信心。"一周后,患者欣喜地来到华教授诊室,激动地说:"华教授您真是名不虚传,我很久没有这样舒服了!"因要回新疆,请华主任又开了1个月的药物巩固,临行前说了很多感激的话语。从一个个患者眼中迸射出的感激、爱戴之情和他们把自己的生命托付给医者的那份信任,才真正让人体会到和谐的医患关系。还有很多患者已成为华明珍教授的朋友,经常会打一个电话问候一声,或者会到华教授诊室看望一下华教授,等上半天只为在华教授看病间隙说一声"我现在很好,您也要保重。"

华明珍为人爽朗豁达,虽年逾古稀,但精神矍铄,显得年轻而有活力。华教授除了钻研医学,闲暇之时,品茗读书,侍花弄草,生活非常有情趣。她养的花草总是特别的生机盎然。每当她养的花草芬芳吐艳时,她总喜欢与人共赏,或者干脆分给同事或弟子,与大家分享。"鲜花赠人,手有留香",华明珍教授把她的宝贵的医学经验毫无保留地传授他人,救助患者何尝又不是这样呢?

目　录

疏肝行气,活血安神法治疗冠心病案

张某,女,64岁,汉族,已婚。2012年10月29日初诊。

[主诉]胸闷、憋气反复发作1年,加重10余天。

[现病史]患者1年前劳累后出现胸闷、憋气,活动后偶感心悸,每遇生气后症状加重,曾服养心氏、丹参滴丸、心达康等中成药,远期效果较差。10天前患者生气后感胸闷、憋气较前加重并伴心前区隐痛、心慌,自觉双目不适,眼干眼胀、头晕,时感双胁胀痛,时心烦,易激动,胸中烦热,纳食尚可,睡眠差,二便调。

[既往史]有高血压病史2年,血压最高165/100 mmHg。

[体格检查]BP 155/95 mmHg,患者老年女性,发育正常,营养良好,神志清,精神可。双眼睑无浮肿,口唇无发绀,双肺呼吸音清,未闻及干、湿性啰音,心率76次/分,律齐,心音可,各瓣膜听诊区未及病理性杂音,腹壁软,无压痛,无反跳痛,肝、脾脏未触及,腹部包块未触及,肝、肾区无叩击痛,腹部叩诊正常,无移动性浊音。双下肢无浮肿,双足背动脉搏动正常。四肢肌力、肌张力正常,生理反射存在,病理反射未引出。舌暗红,苔薄白,脉弦细。

[体格检查]心电图示:T波低平。心肌酶及肌钙蛋白、肝功均在正常范围。

诊断:

[中医诊断]胸痹(肝郁气滞)。

[西医诊断]1.冠状动脉粥样硬化性心脏病。

　　　　　2.高血压病(Ⅱ级,高危)。

[辨证分析]此患者肝气郁结,肝失疏泄,导致气机逆乱,气血运行失调,心神心脉失养,心络瘀阻,故见胸闷、心悸、胸痛、失眠;肝气不舒,气机不畅,故见双胁胀痛,心烦,易激动,肝郁化热,故见胸中烦热;肝血不足,目失所养;阴血不足,虚阳上越,故见头晕、目干眼胀。舌暗红,苔薄白,脉弦细亦均为肝郁气滞征象。

[治法]疏肝行气,活血安神。

[处方]柴胡疏肝散加减。

| 柴胡10 g | 白芍15 g | 陈皮10 g | 川芎10 g |

枳壳 10 g	香附 10 g	酸枣仁 18 g	远志 10 g
首乌藤 18 g	合欢皮 12 g	当归 10 g	丹参 15 g
天麻 15 g	甘草 6 g		

水煎服,日 1 剂,连服 3 剂。

二诊:2012 年 11 月 1 日,患者胸闷、憋气有所减轻,仍眼干、眼胀、失眠,心烦不减,时感胸中烦热,头晕,纳食不香,二便调。舌质暗红,舌苔薄黄,脉弦细。前方加黄芩 10 g,炒栀子 10 g,水煎服,日 1 剂,继服 7 剂。

三诊:2012 年 11 月 8 日,患者胸闷、憋气症状较前明显减轻,多于活动后有不适感,无明显心慌,睡眠改善,但入睡困难,心烦、眼干、眼胀减轻,头晕亦减,纳食不香,二便调。舌暗红,苔薄黄,脉细弦。前方去炒栀子,加龙齿 24 g。水煎服,日 1 剂,继服 7 剂。

四诊:2012 年 11 月 15 日,患者胸闷、憋气症状基本缓解,无心慌,活动后亦未觉有不适感,睡眠改善,心烦减轻,未诉眼胀目干,头晕已不明显,纳食可,二便调。复查心电图示:正常范围。前方守方继服 7 剂,诸症消除。

【按语】肝为刚脏,五行属木,喜条达,恶抑郁,故"气血安和,万病不生,一有怫郁,诸病生焉"。心主血,肝藏血,血液在脉中运行要依靠心气的推动,也需要肝的疏泄。肝以血为本,以气为用,肝的疏泄功能正常,则全身气机调畅,心血的运行也会畅通无阻。肝失疏泄,气机郁结,气滞则血涩,气不行血,致瘀血内生,痹阻心脉,便会引发胸闷、憋气、胸痛诸症。治疗以柴胡疏肝散为基础方,疏肝解郁,行气活血,兼以养血柔肝、潜阳安神之法,则肝疏泄功能正常,情志畅快,气机通达,心气通畅,气血调和,心脉和畅,心神得养,则诸症可愈。正如陈士铎《薛氏医案》所说:"肝气通,则心气和"。

健脾活血法治疗冠心病案

袁某,女,57岁,汉族,已婚。2012年9月3日初诊。

[主诉]胸闷、心前区隐痛2年余,加重伴乏力、下肢水肿半年。

[现病史]患者2年前因胸闷、心前区隐痛不适就诊于某省级医院,诊断为冠心病。给予口服单硝酸异山梨酯片、曲美他嗪片、阿司匹林肠溶片等药物后,症状略有改善。半年前劳累后感胸闷加重,时伴心前区隐痛、心慌,后背不适感,周身乏力,双下肢尤甚伴沉重感,神疲懒动,进食后即困倦欲眠,脘腹痞闷,双下肢浮肿且下午加重,纳呆,头昏眠多,大便不成形。

[既往史]既往体健,否认有重大病史。

[体格检查]患者中年女性,发育正常,营养良好,神志清,精神可。双眼睑无浮肿,口唇无发绀,双肺呼吸音清,未闻及干湿性啰音,心率67次/分,律齐,心音偏低,各瓣膜听诊区未及病理性杂音,腹壁软,无压痛,无反跳痛,肝、脾脏未触及,腹部包块未触及,肝、肾区无叩击痛,腹部叩诊正常,叩诊无移动性浊音。双下肢胫前凹陷性浮肿,双足背动脉搏动尚正常。四肢肌力、肌张力正常,生理反射存在,病理反射未引出。舌质暗淡,舌苔白厚,脉沉涩。

[辅助检查]心电图示:ST-T改变。

诊断:

[中医诊断]胸痹(脾虚湿困,心脉痹阻)。

[西医诊断]冠状动脉粥样硬化性心脏病。

[辨证分析]此案患者忧思劳倦伤脾,脾气虚衰,脾虚失运,水湿运化不利,则湿邪内聚,湿邪重浊趋下,故双下肢浮肿;湿浊留滞心脉,心脉运血不畅,故见胸闷、心慌、心前区隐痛;湿浊流注肢体关节,则周身乏力,双下肢沉重感,湿邪阻滞清窍,则头昏、神疲懒动,困倦欲眠;湿阻脾胃,运化无力,故脘腹痞闷,纳呆,舌脉均为脾虚湿困征象。

[治法]益气健脾,化湿活血。

[处方]参苓白术散加减。

党参15 g	炒白术12 g	茯苓15 g	山药12 g
莲子肉10 g	白扁豆12 g	薏苡仁15 g	炙甘草6 g

| 泽泻 10 g | 桂枝 10 g | 车前草 15 g | 牛膝 10 g |
| 冬瓜皮 15 g | 丹参 15 g | 川芎 10 g | |

水煎服,日 1 剂,连服 7 剂。

二诊:2012 年 9 月 10 日,患者胸闷减轻,无明显心前区隐痛,乏力神疲亦减轻,双下肢浮肿明显消退,只觉双下肢沉重感较明显,饮食乏味,大便排便不畅,睡眠较前减少,仍有头昏沉感,舌暗,苔白,脉沉。前方加石菖蒲 10 g,佩兰 10 g开窍化湿醒脾,水煎服,日 1 剂,继服 7 剂。

三诊:2012 年 9 月 17 日,患者精神奕奕,述已无神疲乏力,仅偶感轻度胸闷,无胸痛心慌,双下肢浮肿完全消退,无下肢沉重感及头昏,纳食、睡眠均正常,二便调,舌暗红,苔薄白,脉细。前方去车前草、冬瓜皮继服半月,诸症皆除。随访 1 个月,患者症状未见复发。

【按语】脾主运化,脾运化水液的功能失调,水液不能被正常布散而停滞于体内,便会产生水湿、痰饮等病理产物,正如《诸病源候论》指出:"劳伤之人,脾胃虚弱,不能克消水浆,故有痰饮也。"本病病机为脾虚湿困,脾不运化,湿邪困阻心脉而引发胸痹。治疗予益气健脾、化湿活血之法,以党参、白术、山药补气健脾,助脾运化;白扁豆、薏苡仁、茯苓、泽泻利水渗湿;车前草、冬瓜皮利水消肿;桂枝温阳通脉、温化水饮;丹参、川芎活血化瘀;牛膝通经利水;加石菖蒲、佩兰开窍化湿醒脾,故可使湿浊水饮消散,脾运复健,水湿运化正常,气行血畅,心脉及周身经脉气血通行无碍,则诸症自除。

行气活血,补益精气治疗胸痹案

赵某,女,50 岁,已婚。2013 年 1 月 14 日初诊。

[主诉]胸前区不适 1 个月余。

[现病史]近 1 个月余无明显诱因自觉胸前区不适,无心慌,头部胀痛,体力下降,并未服用药物治疗。现症见:时有胸前区不适,头部胀痛,无心慌,无明显胸痛,无一过性黑蒙,头晕不明显,体力较前下降。纳食一般,夜眠一般,夜间自觉忽冷忽热,二便可。舌红苔薄白,脉沉弦细。

[既往史]体健。近 1 年月经不规律,月经先期。

[体格检查]BP 150/90 mmHg,中年女性。双肺呼吸音清,未及干、湿性啰音。心率 75 次/分,律齐,各瓣膜听诊区未闻及病理性杂音。腹软,无压痛及反跳痛。双下肢无浮肿。

[辅助检查]心电图示 Ⅱ、Ⅲ、aVF 导联 T 波低平。

诊断:

[中医诊断]胸痹(气滞血瘀证)。

[西医诊断]1.心绞痛。

  2.高血压病。

[辨证分析]患者为女性,年已 50 岁,《素问·上古天真论》言:"女子七岁,肾气盛,齿更发长……七七任脉虚,太冲脉衰少,天癸竭,地道不通,故形坏而无子也",此年龄段的女性,肾气渐衰,精血不足,月经不规律而渐至停经,在此生理衰退阶段,患者因体质及生活工作等因素而致明显的脏腑气血失调。现患者心血管症状明显,对症予行气活血的同时,兼顾阴血亏虚的体质特点,并补益心肾,宁心安神。

[治法]行气活血,补心益肾,宁心安神。

嘱生活作息规律,保持心情舒畅,劳逸适度,低盐低脂饮食。按时服用中药。

[处方]

瓜蒌 15 g	赤芍 12 g	白芍 12 g	川芎 10 g
郁金 10 g	桃仁 12 g	香附 10 g	丹参 15 g

醋延胡索 15 g	三七 3 g(冲)	茯苓 10 g	炒枣仁 18 g
远志 10 g	枸杞 15 g	葛根 15 g	天麻 10 g
甘草 6 g			

水煎服,日 1 剂。以水煎约 400 mL,早晚两次温服。

二诊:2013 年 1 月 17 日,患者自觉胸前区疼痛缓解,头胀痛仍明显。舌红苔薄白,脉沉细。患者服药可,继服上方,去三七,加益母草 15 g。

【按语】妇女年逾七七,肾气由盛渐衰,天癸渐至衰竭,冲任二脉气血也随之衰少,在此生理转折时期,受内外环境的影响,易导致肾之阴阳失调,肾阳虚衰则不能鼓动五脏之阳,导致心阳不振,血脉失于温煦鼓动;肾阴亏虚则不能滋养五脏之阴,肝木失荣而亢逆生风,或灼津为痰而上犯于心。西医学认为,随着更年期妇女的内分泌水平变化,心血管病的发生率随之急剧增加。本案中,患者以胸痹为主症,主要责之于气滞血瘀,而虚象已显,祛邪当兼扶正。

方以瓜蒌宽胸,丹参活血养心共为君;赤芍、川芎、桃仁、三七活血祛瘀,郁金、香附、延胡索行气解郁共为臣;茯苓健脾渗湿祛痰,白芍敛阴柔肝止痛,炒枣仁、远志安神,枸杞补益精气,葛根升清,天麻息风共为佐;甘草调和为使。二诊以益母草代替三七,益母草不仅有活血调经,利尿消肿的功效,现代研究证明其还有改善心肌供血、抗血小板聚集等作用。

患者服药后疗效可,应注意生活调摄,尤其情志舒畅,以平稳度过这一生理转折期;注意心脑血管病的防治,定期复查血压、心电图等。

活血养阴法治疗胸痹案

李某,女,55岁,已婚。2014年10月31日初诊。

[主诉]反复胸闷、心慌5年。

[现病史]患者胸闷、心慌不适,以活动后明显,今日就诊于我院门诊,查:BP 140/80 mmHg,现患者心慌、胸闷,乏力,视物模糊,手脚发麻,腹胀,纳一般,眠差,大便3～5日一行,小便调。

[既往史]糖尿病病史5年,冠心病病史5年,否认外伤史,否认手术史,否认结核、肝炎等传染病史,否认输血史,否认过敏史。

[体格检查]T 36.5℃,P 70次/分,R 16次/分,BP 140/80 mmHg,患者中年女性,发育正常,营养一般,神志清,精神可,正常面容,自主体位,查体合作。双肺呼吸音清,未闻及干、湿啰音。心率70次/分,律齐,心音有力,各瓣膜听诊区未及病理性杂音。腹壁软,无压痛,无反跳痛。双下肢无浮肿,双足背动脉搏动正常。舌质淡红,舌苔薄白,脉细弱。

诊断:

[中医诊断]胸痹(心阴血虚)。

[西医诊断]1. 冠心病。

          2. 糖尿病。

[治法]活血养阴。

[处方]华明珍教授自拟方:胸痹2号。

沙参15 g	麦冬15 g	赤芍12 g	桃仁10 g
红花10 g	苦参12 g	玉竹15 g	云苓10 g
延胡索15 g	黄芪15 g	香附10 g	酸枣仁24 g
枸杞15 g	甘草6 g	远志10 g	五味子10 g

取水800 mL,煎取400 mL,早晚分服,7剂。

二诊:2014年11月6日,药后患者心慌、乏力、手脚发麻等症均减,视物模糊、眠差有所改善,大便干,2～3日一行,上方加火麻仁15 g,肉苁蓉15 g,水煎服,7剂。

三诊:2014年11月13日,患者心慌、乏力、手脚发麻、视物模糊、眠差等症继减,大便改善 1~2 日一行,偶有腹胀,加槟榔 10 g,丹参 10 g,白术 10 g,继服 7 剂。

四诊:2014 年 11 月 20 日,患者无明显心慌,手脚麻木、视物模糊、眠差等症有所改善,大便日一行,腹胀消失,上方继服。

【按语】胸痹患者阳微阴弦病机多见,但也有阴虚体质的患者,治法有所不同,本例患者素体阴虚,阴虚日久血脉不利,致瘀血阻滞,因此可见心慌、乏力、手脚麻木等症,治疗当以养阴活血为法,胸痹 2 号正是为阴虚体质所设。

胸痹 2 号方之中,沙参、麦冬、玉竹、枸杞润养心阴,桃仁、红花、赤芍凉血活血,黄芪、云苓益气以活血,延胡索、香附行气止痛,远志、酸枣仁、五味子宁心安神,苦参以稳定心律,该例患者精血不足不能润养大便,加用肉苁蓉、火麻仁润肠通便;腹胀不适,加用槟榔以理气行滞,加用白术以补益中焦,辨证准确,方药切合病机,必然取得良好的疗效。

活血化瘀,理气止痛法治疗胸痹案

张某,女,48岁,已婚。2014年10月9日初诊。

[主诉]反复胸针刺样痛10天。

[现病史]患者10天前因劳累前胸针刺样痛,纳差,腹胀,今日就诊于我院门诊,查:BP 130/70 mmHg,现患者前胸针刺样痛,胸闷,劳累后明显,无心慌,乏力较重,纳差、腹胀,大便稀,眠差,小便调。

[既往史]否认重大疾病病史,否认外伤史,否认手术史,否认结核、肝炎等传染病史,否认输血史,否认过敏史。

[体格检查]T 36.5℃,P 70次/分,R 16次/分,BP 130/70 mmHg,患者中年女性,发育正常,营养一般,神志清,精神可,正常面容,自主体位,查体合作。双肺呼吸音清,未闻及干、湿啰音。心率70次/分,律齐,心音有力,各瓣膜听诊区未及病理性杂音。腹壁软,无压痛,无反跳痛。双下肢无浮肿,双足背动脉搏动正常。舌质淡红,舌苔薄白,脉细弱。

[辅助检查]心电图:T波异常。

诊断:

[中医诊断]胸痹(痰瘀阻滞)。

[西医诊断]冠状动脉粥样硬化性心脏病。

[治法]活血化瘀,理气止痛。

[处方]华明珍自拟方:胸痹1号。

瓜蒌15 g	赤芍12 g	白芍12 g	郁金10 g
川芎10 g	桃仁12 g	红花12 g	香附10 g
丹参15 g	延胡索15 g	三七3 g	云苓10 g
酸枣仁18 g	远志10 g	枸杞15 g	甘草6 g

800 mL,煎取400 mL,早晚分服,7剂。

二诊:2014年10月16日,药后患者前胸针刺样痛减轻,胸闷减轻,纳差、腹胀改善,仍觉乏力较重,上方加黄芪24 g,太子参18 g,7剂,继服。

三诊:2014年10月23日,药后患者前胸针刺样痛减轻,胸闷减轻,乏力改善,眠差,上方加首乌藤18 g,7剂继服。

【按语】胸痹心痛是由于正气亏虚,饮食、情志、寒邪等所引起的痰浊、瘀血、气滞、寒凝痹阻心脉,以膻中或左胸部发作性憋闷、疼痛为主要临床表现的一种病证。或由脾胃不足,运化失司,酿湿生痰,上犯心胸,清阳不展,气机不畅,心脉痹阻,遂成本病,或痰郁化火,火热又可炼液为痰,灼血为瘀,痰瘀交阻,痹阻心脉而成心痛。

该患者年老体衰,肝脾失调,气虚血瘀,痰瘀阻滞,痹阻心脉,可见前胸针刺样痛,治当活血化瘀,行气止痛。药后患者乏力明显,气虚较重,治疗加用黄芪、太子参益气以活血。

对于胸痹的治疗,痰瘀阻滞为常见病机,治当化痰活血,治疗过程不仅要注重痰、瘀等实邪的治疗,更要注意心之气血阴阳的不足以治其本,方能取得满意的治疗效果。

活血养心法治疗先心病术后案

于某,女,43岁,汉族,已婚。2013年1月7日初诊。

[主诉]心慌、胸闷、憋气反复发作10余年,加重1年。

[现病史]患者10余年前无明显诱因出现心慌、胸闷、憋气,于外院诊断为先天性心脏病、动脉导管未闭,并行"动脉导管未闭缩窄结扎术",术后症状缓解。1年余前,患者复感心慌、胸闷、憋气,活动后尤为明显,无胸背疼痛,时感乏力,月经正常,双下肢有时浮肿,纳食可,有时睡眠欠安,二便调。现为求中医治疗来诊。

[既往史]无其他病史可查。

[体格检查]BP 135/90 mmHg,患者中年女性,发育正常,营养良好,形体偏瘦,神志清,精神略差。双眼睑无浮肿,口唇无发绀。双肺呼吸音清,未闻及干、湿性啰音。心率80次/分,律齐,心音可,各瓣膜听诊区未及病理性杂音。腹壁软,无压痛,无反跳痛,肝、脾脏未触及,腹部包块未触及,肝、肾区无叩击痛,腹部叩诊正常,叩诊无移动性浊音。双下肢无浮肿,双足背动脉搏动正常。四肢肌力、肌张力正常,生理反射存在,病理反射未引出。舌淡红,苔薄白,脉沉细。

[辅助检查]2012年1月18日心脏彩超:动脉导管未闭结扎术后。

诊断:

[中医诊断]胸痹(心气虚弱,心血瘀阻)。

[西医诊断]先天性心脏病、动脉导管未闭结扎术后。

[辨证分析]本患者为先天性心脏病,虽已经手术治愈,但心脏病的症状不能因手术而完全缓解。患者先天不足,心气虚弱,心阳不足,胸中宗气运转无力,则胸闷憋气;劳累耗气,动则心气益虚,故活动后症状明显加重;血行失心阳鼓动,则脉弱无力;心阳不足,无力鼓动血液运行,血运不畅,气血虚弱,故乏力。

[治法]活血宽胸,养心补气。

[处方]华明珍教授经验方:胸痹1号。

瓜蒌15 g	赤芍12 g	白芍12 g	川芎10 g
郁金10 g	桃仁12 g	红花12 g	香附10 g
丹参15 g	延胡索15 g	三七粉3 g	云苓10 g

酸枣仁18 g   远志10 g   枸杞15 g   甘草6 g

水煎服,日1剂,7剂。

二诊:2013年1月14日,患者感心慌、胸闷、憋气稍有减轻,活动后症状仍较明显,时感头胀,双下肢有时浮肿,纳呆,眠可,二便调。舌淡红,苔薄白,脉弱,BP 155/100 mmHg,前方加天麻12 g,黄芪15 g,葛根15 g,炒白术10 g,水煎服,日1剂,继服7剂。

三诊:2013年1月21日,患者胸闷不适减轻,活动后感心慌,周身乏力,不愿说话,无头胀,无恶心,纳可,睡眠可以平卧,眠尚可,二便调。舌淡红,苔薄白,脉弱,BP 140/82 mmHg。前方加葶苈子12 g,水煎服,日1剂,继服7剂,诸症明显减轻。

【按语】先天性心脏病单纯靠药物无法取得有效治疗效果,必须要经手术治疗,成功的先心病手术是治疗的第一步,这方面中医无法和西医相比。但是西医有优势必然也会有劣势,西医治疗只能针对患者的局部疾病进行手术,却无法调理改善患者体质,虽然手术成功,但患者往往症状不能完全缓解,生活质量无明显提高,此时中医即可发挥辨证论治的优势,从患者证型入手,通过改善患者症状可缓解患者的痛苦。此患者虽然已行先心病手术治疗,但心脏情况和身体素质总体比健康人的情况差,除了平日生活注意调养,寻求中药治疗,给予扶助正气、活血养心之法,应是西医手术治疗的最有益补充。随患者症情加入益气健脾、补虚养心之品,扶助患者正气,补养心气心阳,滋养心阴心神,使心有所养,心气恢复,心脉通畅,故诸症可减。

温阳活血法治疗心律失常(窦性心动过缓)案

陈某,女,42 岁,汉族,已婚。2012 年 9 月 30 日初诊。

[主诉]心悸半年。

[现病史]患者半年来无明显诱因常感心悸不适,左侧后背钝痛,后背发凉,畏寒怕冷,有时感胸闷、气短,无胸痛,无头晕耳鸣,无心烦,有时乏力懒动,双下肢无浮肿,纳食尚可,睡眠可,二便调。

[既往史]既往体健,无重大病史可查。

[体格检查]患者中年女性,发育正常,营养良好,神志清,精神可。双眼睑无浮肿,口唇无发绀。双肺呼吸音清,未闻及干、湿性啰音。心率 50 次/分,律齐,心音较低,各瓣膜听诊区未及病理性杂音。腹壁软,无压痛,无反跳痛,肝、脾脏未触及,腹部包块未触及,肝、肾区无叩击痛,腹部叩诊正常,无移动性浊音。双下肢无浮肿,双足背动脉搏动正常。四肢肌力、肌张力正常,生理反射存在,病理反射未引出。舌质淡,苔薄白,脉沉缓。

[辅助检查]心电图示:窦性心动过缓。

诊断:

[中医诊断]心悸(心肾阳虚)。

[西医诊断]心律失常(窦性心动过缓)。

[辨证分析]本患者先天肾阳不足,年过四十肾阳益衰,肾阳亏虚,不能温煦心阳,心位于胸中,心气不足,胸中宗气运转无力,则时感胸闷气短;心失温养,则心悸不适,血行失心阳鼓动,则脉沉而缓。心阳不得肾阳温养,心肾阳虚,阳虚则阴病,阴寒内胜,内不能温煦脏腑,则畏寒怕冷;外不能充养卫阳御寒,故后背发凉。阴寒留滞,血脉受阻,故后背钝痛。

[治法]温阳散寒,活血定悸。

[处方]华明珍教授经验方:强心复脉饮。

太子参 18 g	熟附子 6 g	麻黄 6 g	细辛 6 g
川芎 10 g	赤芍 12 g	柏子仁 10 g	远志 10 g
茯苓 10 g	丹参 15 g	黄芪 18 g	苦参 15 g
甘草 6 g	姜黄 10 g	延胡索 10 g	

水煎服,日 1 剂,7 剂。

二诊:2012 年 10 月 8 日,患者心悸有所减轻,仍感左侧后背钝痛,后背发凉,畏寒怕冷,有时感胸闷、气短,纳眠可,二便调。舌质淡,苔薄白,脉沉缓。前方加肉桂 10 g,桂枝 10 g,羌活 10 g,继服 14 剂。

三诊:2012 年 10 月 22 日,患者感心悸不适明显好转,左侧后背钝痛减轻,后背发凉、畏寒怕冷亦减轻,无明显心慌,胸闷、气短已不明显,纳眠可,二便调。舌质淡,苔薄白,脉沉。患者因工作关系需长期到国外居住,短期内不能继续来诊,要求带方外出长期服用。中药前方去羌活,肉桂减量为 6 g,细辛减量为 3 g,加白芍 10 g 继服。

【按语】《素问·生气通天论》云:"阳气者,若天与日,失其所则折寿而不彰,故天运当以日光明。"说明阳气温养、推动着人的生命活动。此患者为较典型的心肾阳虚体质,心阳虚衰,又不得肾阳的充养,心脉运行无力,故心悸、胸闷、气短诸症自现,而且患者阳虚已到一定程度,已出现畏寒怕冷、后背发凉等阴寒内盛的证候,且患者辅助检查主要为心动过缓,正适合使用温补心肾之阳、治疗缓慢型心律失常的强心复脉饮。方中党参补中益气,附子振奋心阳,温补肾阳,麻黄温经散寒,宣通气血,细辛辛温雄烈,通达内外,川芎活血化瘀,通络止痛。使心肾阳气得复,阴寒内消,故服药后效果明显。

益气温阳活血法治疗窦性心动过缓案

李某,男,75岁,已婚。2014年10月13日初诊。

[主诉]反复胸背闷疼10余年。

[现病史]患者胸闷痛日久,牵及后背疼痛,伴心慌,疲乏困倦,今日就诊于我院门诊,查:P 49次/分,BP 140/80 mmHg,现患者胸闷、胸痛,后背疼痛,胁痛,心慌,乏力,易犯困,心空落感,胃不适,纳差,大便稀,小便调,双下肢略水肿。

[既往史]心房颤动病史10年。齐鲁医院支架植入术(2个)5年,否认外伤史,否认结核、肝炎等传染病史,否认输血史,否认过敏史。

[体格检查]T 35.5℃,P 49次/分,R 14次/分,BP 140/80 mmHg,患者老年男性,发育正常,营养一般,神志清,精神可,正常面容,自主体位,查体合作。双肺呼吸音清,未闻及干、湿啰音。心率49次/分,律齐,心音有力,各瓣膜听诊区未及病理性杂音。腹壁软,无压痛,无反跳痛。双下肢轻度浮肿,双足背动脉搏动减弱。舌质淡红,舌苔薄白,结脉。

[辅助检查]2014年9月4日心电图:窦性心动过缓,T波低平。

诊断:

[中医诊断]胸痹(心肾阳虚)。

[西医诊断]心动过缓。

[治法]益气温阳活血。

[处方]强心复脉饮。

太子参15 g	麻黄6 g	附子6 g	细辛3 g
柏子仁12 g	赤芍15 g	远志10 g	云苓10 g
丹参15 g	黄芪18 g	甘草6 g	苦参15 g
川芎10 g			

取水800 mL,煎取400 mL,早晚分服。

二诊:2014年10月21日,心率60次/分,食欲不佳,晨起大便急,大便稀软。去苦参,加山药12 g,莲子肉12 g,水煎服,7剂。

三诊:2014年10月28日,心率63次/分,食欲好转,大便成形,日一次,上方继服,7剂。

【按语】本例患者心肾阳虚,不能鼓动血脉,可见胸闷、胸痛,后背疼痛,胁痛,心率偏慢等症;心肾阳气不足不能温养心脏可见心慌,乏力,心空落感;中焦脾胃阳气不足,可见胃不适,易犯困、大便稀等症,故治疗当以温补阳气为法。

本例患者的治疗使用附子、细辛、麻黄振奋心肾阳气,黄芪、太子参、云苓温补脾胃之气,复诊时患者大便偏稀,说明脾胃之气不足,故加用山药、莲子肉以健脾益气止泻,初诊时加用苦参15 g,考虑患者房颤病史,用苦参以调节心律。

补益肝肾,行气活血治疗心悸案

沈某,女,48 岁,已婚。2013 年 1 月 28 日初诊。

[主诉]心烦 1 个月余。

[现病史]患者近 1 个月余,无明显诱因而心烦,无胸闷、胸痛,体力一般,伴双目干涩,无视力下降。现症见:心烦,伴双目干涩,无胸闷、胸痛及放射痛,无视力下降,无头晕头痛。睡眠一般,二便可。体型略瘦,舌暗红,苔少,脉细弦。

[既往史]体健。

[体格检查]BP 125/85 mmHg。中年女性。双肺呼吸音粗,未及干、湿性啰音。心率 80 次/分,律齐,各瓣膜听诊区未闻及病理性杂音。腹软,无压痛及反跳痛。双下肢无浮肿。

[辅助检查]无明显异常。

[诊断]心悸(肝肾阴虚证)。

[辨证分析]患者七七之年,肾气渐衰,精血不足,兼因体质及生活工作等因素而致明显的脏腑气血失调,尤以肝肾阴虚明显,舌脉俱为佐证。治以杞菊地黄丸为基础,补益肝肾,养精明目,并柴胡、香附、薄荷疏肝,川芎、益母草活血,酸枣仁、远志安神定志。

[治法]补益肝肾,行气活血。

[处方]

枸杞 15 g	菊花 12 g	生地 15 g	泽泻 10 g
云苓 10 g	山药 12 g	山茱萸 15 g	丹皮 10 g
酸枣仁 24 g	远志 10 g	当归 12 g	制首乌 12 g
甘草 6 g	柴胡 10 g	香附 10 g	薄荷 6 g
川芎 12 g	益母草 15 g		

水煎服,日 1 剂。以水煎约 400 mL,早晚两次温服。

二诊:2013 年 2 月 4 日;诸症好转。前方加黄芪 18 g,合欢皮 15 g。

三诊:2013 年 2 月 21 日,诸症明显好转,但夜间八九点钟即困倦。前方减合欢皮,加石菖蒲 10 g,炒栀子 6 g。

【按语】患者年近七七,先天肾气由盛渐衰,冲任二脉气血也随之衰少,肝肾同源而俱衰,肝藏血,肾藏精,肝肾不足而气血耗伤,无以上荣心神,心神失养而不安。肝开窍于目,肝阴亏虚而见双目干涩。但若一味滋补,患者体虚不易接受,且心神清灵,须气血上荣,亦当行气活血以安神。

杞菊地黄丸补益肝肾为底,合酸枣仁益肝血,安心神,远志安神定志,制首乌补益精气,并当归、川芎活血,柴胡、香附、薄荷疏肝理气,益母草活血调经。整方攻补兼施,扶正祛邪,而攻邪不伤正,扶正不碍邪,以安神止烦。二诊,加用黄芪补脾益气,合欢皮解郁和血宁心。三诊,考虑补益之品滋腻,加石菖蒲开窍醒神益智,炒栀子泻火除烦。

心神清明,节律有度,则安神止烦。形与神俱,方能尽终天年。除服药以养形外,仍须调神。患者应解除思想负担,保持愉悦、乐观的心情,家人及身边人也应在精神和生活上多给予安慰及照顾,避免精神刺激或过分激动;劳逸适度,形劳而不倦,以调和气血,疏通经络,保证充足的睡眠以安养心神;饮食节制,避免肥腻厚味;注意心脑血管病的防治,定期复查血压、心电图等。

行气活血,调和脾胃治疗心悸案

乔某,女,33 岁,已婚。2013 年 4 月 18 日初诊。

[主诉]阵发性心悸 1 个月余。

[现病史]患者 1 个月前时有心慌,活动后缓解,伴乏力。现症见:时有心慌,活动后稍缓解,乏力,无胸痛,胸闷不明显,无头晕头痛,无一过性黑蒙。夜眠可,食欲差。二便可,时有尿频。舌淡,边有齿痕。脉细数。

[既往史]无重大疾病史。

[体格检查]BP 120/70 mmHg。青年女性,神志清,营养尚可。双肺呼吸音粗,未及干、湿性啰音。心率 103 次/分,律齐,各瓣膜听诊区未闻及病理性杂音。腹软,无压痛及反跳痛。双下肢无浮肿。

[辅助检查]心电图(2013 年 3 月 28 日):心率 103 次/分,窦性心律,轻度 T 波改变。甲状腺、心脏彩超无阳性结果发现。

诊断:

[中医诊断]心悸(气滞血瘀,脾胃失和)。

[西医诊断]窦性心动过速。

[辨证分析]心悸的病位主要在心,心神动摇,而悸动不安。患者自我感觉活动后症状缓解,因适度活动后有利于气血运行,心神清明而安。但患者体质偏弱,不宜一味攻伐,以防戕害正气,且患者食欲较差,脾胃运化不足,则不利于气机畅达,气血生化。治当以行气活血安神为主,佐以扶正健脾。

[治法]行气活血,调和脾胃。

[处方]

太子参15 g	酸枣仁 18 g	远志 10 g	当归 12 g
柴胡 10 g	丹参 15 g	白术 10 g	郁金 10 g
龙齿 18 g	茯苓 10 g	珍珠母 15 g	炙甘草 10 g

水煎服,日 1 剂。以水煎约 400 mL,早晚两次温服。

二诊:2013 年 4 月 25 日,诸症缓解,食欲仍不佳。继用上方 7 剂,加砂仁 10 g,炒谷芽 12 g,炒麦芽 12 g。

【按语】本案属虚实夹杂证。患者体质较弱,且饮食不佳,素有脾胃失和。

脾主运化水谷,为气血生化之源,脾胃失和,则影响气血生化,而心神赖气血以养。即"气得上下,五脏安定,血脉和利,精神乃居,故神者,水谷之精气也"(《灵枢·平人绝谷》)。脾胃失和,气血亏虚无以养神,且运化失司,易酿湿生痰,上蒙心神。患者自我感觉适度活动后症状缓解,因活动有利于气血运行,暂时舒缓气机,神明略清而有所改善。治则顺应病势,予行气活血之品以促进气血运行,健运脾胃以扶正补虚,佐以安神定悸以治标。

方以太子参益气健脾,温和补虚为君;当归、丹参养心活血,柴胡、郁金行气解郁为臣;白术、茯苓健脾运湿,酸枣仁、远志宁心安神,龙齿、珍珠母俱为重镇之品,安神定悸为佐;炙甘草调和诸药为使。二诊中,予砂仁行气运脾,炒谷芽、炒麦芽消食和胃,加强扶正健脾。

患者年逾而立,生活工作节奏紧张,更应注意自我生活调摄,调畅情志以疏解精神压力;适度运动,既有利于精神压力排解,也有利于增强体力;规律饮食,养成良好的进食习惯,可补充健脾和胃的药膳等,但脾胃素弱,不宜油腻肥厚及过于滋补。

补益气血法治疗心悸案

刘某,男,60岁。2014年10月30日初诊。

[主诉]乏力1年余。

[现病史]患者无明显诱因乏力较重,查血常规示:红细胞计数3.71×10^{12}/L,血红蛋白74 g/L(2014年8月11日)。今日就诊于我院门诊,查:BP 130/70 mmHg,现患者乏力,面色苍白,纳差,眠差,大便稀,眠差,小便调。

[既往史]否认重大疾病病史,否认外伤史,否认手术史,否认结核、肝炎等传染病史,否认输血史,否认过敏史。

[体格检查]T 36.5℃,P 70次/分,R 16次/分,BP 130/70 mmHg,患者老年男性,发育正常,营养一般,神志清,精神可,正常面容,自主体位,查体合作。双肺呼吸音清,未闻及干、湿性啰音。心率70次/分,律齐,心音有力,各瓣膜听诊区未及病理性杂音。腹壁软,无压痛,无反跳痛。双下肢无浮肿,双足背动脉搏动正常。舌质淡红,苔薄白,脉细弱。

[辅助检查]红细胞计数3.71×10^{12}/L,血红蛋白74 g/L(2014年8月11日)。

诊断:

[中医诊断]虚劳(气血不足)。

[西医诊断]贫血。

[治法]补益气血。

[处方]心悸方。

太子参18 g	黄芪24 g	白术10 g	当归15 g
木香6 g	龙眼肉10 g	炒枣仁24 g	远志10 g
五味子10 g	珍珠母18 g	首乌藤18 g	丹参15 g
甘草10 g			

取水800 mL,煎取400 mL,早晚分服,7剂。

二诊:2014年11月6日,药后患者仍乏力,上方加阿胶12 g,鹿角胶10 g,7剂,继服。

三诊:2014年11月14日,药后患者乏力改善,耳鸣较重,查:红细胞计数

4.52×10^{12}/ L,血红蛋白 90 g/L(2014 年 11 月 14 日)。上方加菟丝子 12 g,金樱子 10 g,磁石 10 g,石菖蒲 10 g,7 剂,继服。

【按语】心悸方由归脾汤化裁而来,本方治证是因心脾两虚,气血不足所致,脾胃为气血生化之源,脾虚则气衰血少,心无所养,可见体倦、乏力、食少、健忘失眠,舌质淡红,苔薄白,脉细弱。该方心脾同治,重点在脾,使脾旺则气血生化有源。气血并补,但重用补气,意在生血。方中黄芪配当归,寓当归补血汤之意,使气旺则血自生,血足则心有所养,为补益血液之良剂。

患者因年老体衰,气血不足,治当健脾益气养血,二诊加用阿胶、鹿角胶等血肉有情之品以补益阴阳气血,药后患者乏力等症明显改善,治疗不仅局限于后天脾胃所化生之气血,更加温补肾中阴阳之阿胶、鹿角胶,效果显著。三诊时患者耳鸣较重,治疗加用菟丝子、金樱子、磁石、石菖蒲以补肾开窍,重镇潜阳以治耳鸣。

滋水涵木法治疗高血压病案

蔡某,男,54岁,已婚。2014年11月6日初诊。

[主诉]反复头晕、头痛10余年,加重1个月。

[现病史]患者于10余年前因劳累、紧张后出现头晕,头痛,测血压140/96 mmHg,休息后可缓解,未治疗,最高血压可至160/102 mmHg,于2年前开始服用缬沙坦80 mg/次,血压维持在130~146/86~94mmHg,近1个月来,患者因劳累后出现头晕,头痛,自测血压偏高且不稳定,服药后血压仍维持在146~164/96~104 mmHg,伴头昏沉,善忘,纳食佳,眠差,多梦,二便调。舌质红,苔少,脉弦细。

[既往史]高脂血症病史2年,未系统治疗。无烟酒嗜好,母亲有高血压病史。

[体格检查]BP 164/104 mmHg,双肺呼吸音清,未闻及干、湿性啰音,心率78次/分,律齐,各瓣膜听诊区未闻及病理性杂音。双下肢无浮肿。

[辅助检查]心电图、尿微量蛋白示:正常。颈动脉彩超示:双侧颈动脉硬化。血脂示:胆固醇5.82 mmol/L,低密度脂蛋白3.71 mmol/L,余正常。

诊断:

[中医诊断]眩晕(肝肾阴虚,肝阳上亢)。

[西医诊断]高血压病(Ⅱ级,中危)。

[辨证分析]患者年过半百,阴气自半,烦劳过甚,导致肾精亏耗,肾阴虚损,既不能上充脑髓,兼济心火,又不能下涵肝木,肝肾阴虚,阴不制阳,以致肝阳上亢,上扰清窍,故见头痛眩晕,脑髓失养故健忘,心失滋养故失眠。舌质红,苔少,脉弦细为肝肾阴虚之征。以滋水涵木为治则,治法以平肝潜阳,滋肾宁心。

[治法]滋水涵木。

[处方]嘱患者仍继服缬沙坦,降压方加减(华明珍教授经验方)。

天麻10 g	钩藤10 g	石决明24 g	牛膝10 g
杜仲12 g	桑寄生12 g	首乌藤18 g	茯苓10 g
夏枯草15 g	葛根15 g	白芍15 g	丹参15 g
生山楂15 g	制首乌12 g	炒酸枣仁24 g	制远志10 g

水煎服,7剂,早、晚分服。

二诊:2014 年 11 月 13 日,患者头晕、睡眠较前改善,仍时感头痛,余平妥,自测血压在 140 ~ 150/90 ~ 100 mmHg,舌质红,苔少,脉弦细。原方加蔓荆子 12 g,僵蚕 10 g。继服 7 剂。

三诊:2014 年 11 月 20 日,患者症状明显改善,睡眠改善,仅偶感头晕,无头痛,纳眠可,小便调,大便偏干。舌质红,苔薄白,脉细。查 BP 136/82 mmHg。原方去石决明,加草决明 18 g,继服 7 剂。

四诊:2014 年 11 月 27 日,患者无明显不适,自测血压平稳在 126 ~ 138/76 ~ 88 mmHg,嘱患者继服缬沙坦,中药原方仅晚上服半剂。3 剂,水煎服。

后随访,患者恢复,仅服缬沙坦降压,血压平稳,无明显不适。

【按语】中医虽没有高血压病之病名,当属祖国医学的"眩晕""头痛"等范畴。华明珍教授认为高血压总以内因为发病基础,发病之后,由于素体禀赋及原始病因的不同,疾病先后阶段的演变发展,可表现出多种病理变化及不同的证候,因此,必须辨证论治。病机涉及五脏,其治疗应注重"五脏同调"。《素问·至真要大论》曰:"诸风掉眩,皆属于肝。""太阴司天,湿淫所胜……时眩……病本于肾。""太阳司天,寒饮所胜……时眩仆……病本于心。"所以治疗首重肝、肾与心。降压方是华教授的经验方,用于治疗肝肾阴虚、肝阳上亢的高血压眩晕。其中天麻、钩藤、石决明平肝潜阳,牛膝、杜仲、寄生、制首乌滋补肝肾,葛根、白芍养阴生津,首乌藤、炒酸枣仁、制远志宁心安神,久病及络,常兼痰湿,故佐以茯苓养心安神、健脾渗湿,丹参活血兼以宁心,生山楂活血化瘀,祛痰化浊。全方平肝潜阳,滋肾宁心,切合病机,故疗效满意。细审华教授降压方中所用药物,天麻、钩藤、石决明、牛膝、杜仲、寄生、首乌藤、炒酸枣仁、葛根、丹参、生山楂现代药理均有降压作用;制首乌、生山楂、炒酸枣仁有降血脂的作用。研究证实,在原发性高血压的早期即存在血行瘀滞的病理改变,瘀血证贯穿高血压始终,且影响预后;在常规治疗基础上加用活血化瘀的药物可以改善症状,提高降压疗效,故临床没有明显血瘀表现时,即加入活血化瘀药物,可以提高疗效。所以基于此,华教授在方中加用了丹参、白芍、生山楂等活血化瘀的药物。纵观全方,辨证切合病机,使治疗针对性强,临床疗效方可达到满意。高血压病是慢性病,中药降压疗效肯定,但患者大多难以长期坚持服药,影响了治疗的依从性,西药简单易行,易于患者坚持,所以当患者服用西药后仍出现头晕、头昏、头痛、睡眠障碍等各种不适,或患者血压不稳定时,华教授常常根据中医辨证治疗,使降压达标的同时让患者的生活质量也进一步提高,绝不囿于中西药物的治疗之纠结,而以治病救人为第一要务。

清心泻火法治疗高血压病案

王某,男,45 岁,汉族,已婚。2015 年 6 月 11 日初诊。

[主诉]发现高血压 1 年余,加重伴头涨痛、心烦 3 天。

[现病史]患者于 1 年多前查体时发现血压偏高,BP 146/100 mmHg,无明显不适,亦未治疗,近日因工作紧张劳累,感头涨痛,头晕,心烦易怒,纳食一般,眠差,入睡困难,大便偏干,小便调。舌质红,苔白,脉弦。

[既往史]体健。无吸烟史,饮酒史 20 余年。每周饮酒 4~5 次,每次 3~5 两。父亲有高血压病史。

[体格检查]BP 180/114 mmHg,余(－)。

[辅助检查]心电图、肝功能、肾功能、血糖、血脂、尿微量蛋白等均正常。

诊断:

[中医诊断]头痛(火热上炎)。

[西医诊断]高血压病(Ⅲ级,很高危)。

[辨证分析]患者肝气不疏,肝郁化火,肝火上炎,故感头涨痛,头晕;肝火引动心火,火扰心神,故心烦易怒;火热伤阴,肠燥津伤而大便干。舌质红,脉弦为火热之象。

[治法]泻火平肝,宁心安神。

[处方]华明珍教授经验方泻火汤加减。

龙胆草 6 g	黄芩 10 g	黄连 6 g	栀子 10 g
生地 20 g	丹参 12 g	车前草 20 g	夏枯草 15 g
竹叶 6 g	泽泻 12 g	菊花 12 g	草决明 30 g
大黄 3 g			

4 剂,水煎服,日 1 剂。

二诊:2015 年 6 月 15 日,头胀痛、头晕明显改善,心烦易怒减轻,纳食一般,睡眠仍困难,大便软,小便调。舌质红,苔白,脉弦。测 BP 150/104 mmHg。中药原方去龙胆草,加生龙骨、生牡蛎各 15 g 以平肝潜阳,重镇安神。3 剂,水煎服,日 1 剂。

三诊:2015 年 6 月 18 日,头痛基本消失,偶感头晕,纳食可,睡眠改善,二便调,舌质红,苔白,脉弦。测 BP 140/94 mmHg。方剂改为天麻钩藤饮平肝潜阳,中药原方去大黄、黄连,加天麻 12 g,钩藤 12 g,杜仲 12 g,桑寄生 12 g,首乌藤 15 g 平肝潜阳。7 剂,水煎服,日 1 剂。

后随访患者,血压降至 136/86 mmHg,停用中药。改服西药降压维持。

【按语】本证常见于高血压早期及初诊患者,多见于中青年,体形健硕或中等者,且患者常为 A 型性格,好胜心强,或生活、工作压力较大,工作时间长,作息不规律,或嗜烟酗酒,常缺乏必要的生活调理和心理调理。所以患者易出现火热之象,心肝火盛,火热上炎。高血压病最主要涉及肝,而心属火,泻心即是泻火,火降则亢阳亦降;且心主血,火逆则血涌,火降则血凉脉通,血得以下行,血压随之而降;心又主神明,火亢则神乱,火降则神安,神安则脉静血压平,心与火、血、神相关,故泻心可以降压。泻火方中龙胆草、黄芩、黄连、栀子清热泻火,车前草、夏枯草、菊花、草决明清肝泻火,另火热上炎多伴阴液不足,故治法不宜仅苦寒直折,而宜清心与养阴兼顾,方中生地甘寒而润,入心、肾经,凉血滋阴以制心火,利水以导热下行,竹叶甘淡,清心除烦,泽泻淡渗利窍,导心火下行,丹参宁心活血,佐大黄泻热通便。全方辨证切合病机,故效果明显,待火热之势减,则改用平肝为主,以图长效。高血压病是生活方式病,所以嘱患者改变生活方式,戒烟,最好戒酒,调情志,关注血压变化。由于生活水平的提高,生存压力加大,不健康的生活方式存在也越来越广泛,使高血压的发病越来越年轻化,这一证型的高血压患者在临床上也越来越常见。由于人们的健康意识仍有待进一步的提高,所以应积极进行健康教育,提高患者对疾病的认知,积极配合,使血压达标,这样才能进一步避免心、脑、肾等靶器官的并发症。

表里双解治疗高血压病案

乔某,男,46岁,汉族,已婚。2015年7月20日初诊。

[主诉]头痛、头涨3天。

[现病史]患者近日因工作繁忙,贪凉后出现头痛、头涨不适,无鼻塞、流涕,无咳嗽咳痰,无头晕及恶心呕吐,纳食少,眠可,二便调。舌质红,苔薄白,脉细弦。

[既往史]高血压病病史2年,平素血压偶有增高,测最高血压达146/100 mmHg,休息后血压正常,在120～130/78～88 mmHg,未服药物治疗。有吸烟史20余年,每日吸15～20支。无酗酒史。母亲有高血压病史。

[体格检查]BP 150/98 mmHg,双肺呼吸音略粗,未闻及干、湿性啰音。心率80次/分,律齐。

诊断:

[中医诊断]头痛(风热外袭)。

[西医诊断]高血压病(Ⅰ级,低危)。

[辨证分析]患者中年男性,体质壮实,工作繁忙而致肝气不疏,郁而化热;劳累而致正气受损;贪凉喜冷,表寒入里,从热而化;热邪上炎,上冒清窍,故头痛;舌质红、脉细为热盛阴伤之证,弦主痛。

[治法]疏散风热,理气止痛。

[处方]华明珍教授经验方头痛方。

菊花12 g	葛根15 g	当归15 g	蔓荆子10 g
柴胡10 g	桑叶12 g	丹参15 g	僵蚕10 g
龙齿24 g	香附10 g	甘草6 g	川芎10 g
延胡索15 g			

水煎服,日1剂,4剂。

二诊:2015年7月24日,患者头痛消失,神清气爽,无明显不适。查:BP 130/82 mmHg。停药,嘱患者观测血压变化,调情志,适劳逸。

【按语】本案患者体质强健,工作繁忙而致肝气不舒,郁而化热,兼受外邪,内外合邪,属太、少二经合病,故治宜发散表邪兼以疏理气机、和解少阳。方中虽未使用《伤寒论》中太、少合病方剂,但方义吸收其精髓,方变而法不离其宗,以疏风清热解表之药疏散太阳之邪,以柴胡、香附和解少阳,疏理气机,当归、丹参、延胡索活血、养血、和血之剂理气止痛,丹参、龙齿又清心安神、镇肝息风,更重镇安神,生甘草调和诸药,兼清热解毒,故治疗效如桴鼓。另此患者为高血压Ⅰ级,低危。服后血压降至正常,但患者仍应密切观测血压变化,及时治疗。并避风寒,慎起居,畅情志,适劳逸,治疗疾病,三分治七分养,生活上的调摄非常重要,华明珍教授在看病时注重健康宣教,以防患于未然。

化痰通络法治疗高血压病案

徐某,女,63岁,汉族,已婚。2015年3月9日初诊。

[主诉]反复头晕3年,加重伴恶心欲呕1天。

[现病史]患者于3年前无明显诱因出现头晕,颈部不舒,于社区诊所测血压150/90 mmHg,给予复方罗布麻口服后头晕改善,自行停药。此后反复头晕,间断自行口服复方罗布麻后,症状可改善,平素未监测血压及系统用药。今日晨起后复出现头晕,伴恶心欲呕,自服复方罗布麻片后症状无改善,伴胸闷,无心慌,无视物旋转及视物模糊,无耳鸣,无语言及肢体活动障碍,纳食可,眠差,二便调。

[既往史]既往体健,母亲有高血压病史。无不良嗜好。

[体格检查]BP 150/94 mmHg,形体偏胖,无眼球震颤,四肢肌力、肌张力正常,昂白试验(-),共济运动尚协调。舌质暗,苔白厚,脉沉细。

[辅助检查]ECG正常。

诊断:

[中医诊断]眩晕(痰瘀阻滞)。

[西医诊断]高血压病(Ⅰ级,低危)。

[辨证分析]患者形体偏胖,痰湿体质,痰浊上蒙清窍故见头晕;痰浊中阻,气机不利,故见烦恶欲呕,胸部满闷;痰浊化热扰心故眠差。痰多见瘀,舌质暗,脉沉细为痰瘀阻络之象,苔白厚为痰浊之征。

[治法]祛痰化湿,活血通络。

[处方]华明珍教授经验方眩晕方。

天麻10 g	炒白术10 g	泽泻12 g	生龙骨18 g
生牡蛎18 g	白芍15 g	僵蚕10 g	茯苓10 g
清半夏10 g	丹参15 g	川芎9 g	陈皮9 g

水煎服,日1剂,3剂。

二诊:2015年3月12日,患者头晕较前改善,无恶心、呕吐,仍眠差,时感胸闷。查BP 140/90 mmHg,舌质暗,苔白,脉沉细。原方加首乌藤15 g,炙远志9 g。水煎服,日1剂,7剂。

三诊:2015 年 3 月 19 日,患者头晕消失,睡眠改善,时感头昏沉。余无明显不适。查 BP 136/86 mmHg,舌质暗,苔白,脉沉细。中药原方加石菖蒲 10 g,薄荷 10 g 化浊清窍。

【按语】痰浊、血瘀均可至眩晕,两者即可作为病因又可作为病理产物,两者可相互转化又相互影响,常相兼为病。二者在眩晕中常常占有重要的地位。古人对痰、瘀致眩也有很多精辟的论述。《金匮要略》中有"心下有支饮,其人苦冒眩,泽泻汤主之。"可见张仲景认为痰湿是眩晕的重要病因。朱震亨也指出"无痰不作眩"。明代龚廷贤也提出"大凡头眩者,痰也。"宋代杨士瀛《仁斋直指方》曰:"瘀滞不行,皆能眩晕。"《医宗金鉴》曰:"瘀滞不行……神迷眩晕。"治疗可根据痰瘀的轻重,选方用药。方中半夏白术天麻汤合泽泻汤健脾化痰祛湿,半夏、天麻尤为重要。《医学心悟》曰:"有痰湿壅遏者,非天麻半夏不能除也。"《脾胃论》中也说:"足太阴痰厥头痛,非半夏不能疗,眼黑头眩,虚风内作,非天麻不能除。"生龙骨、生牡蛎重镇安神,僵蚕、白芍、丹参、川芎活血通络,使眩晕得除,血压平稳。此类患者多形体偏胖,安逸过度,或饮食肥甘厚腻过度,而致脾失健运,甚至血脂、血糖偏高,所以除了药物治疗外,应建议患者多运动,适当减肥,节饮食,适劳逸,这样才更有利于降压。

疏肝解郁法治疗高血压病案

王某,男,43岁,汉族,已婚。2015年3月16日初诊。

[主诉]失眠,头昏沉1个月余。

[现病史]患者近1个多月来,因家庭矛盾出现入睡困难,多梦,心烦易怒,心慌,每天仅能睡4~5个小时,白天倦怠,头昏沉,时感头涨,纳食不佳,小便调,大便偏稀,每日1~2次。

[既往史]有高血压病史1年余,血压一般在140~150/80~90 mmHg之间,未服药治疗及系统检测血压。母亲有高血压病史。无不良嗜好。否认药物过敏史。

[体格检查]BP 160/104 mmHg,双肺(-),HR 94次/分,律齐,各瓣膜听诊区未闻及病理性杂音。舌质红,苔薄白,脉濡。

[辅助检查]甲状腺功能:正常;心电图:正常;血脂、血糖及肝、肾功能均正常。

诊断:

[中医诊断]失眠(肝气郁结)。

[西医诊断]高血压病(Ⅱ级,中危)。

[辨证分析]中年男性,因情志不遂而致肝气郁结,肝郁化火上扰心神,故见心烦易怒,时感头涨;心神不宁故夜不安寐,多梦;肝郁气机不利,扰及心脉,故见心慌;肝横逆犯脾,脾失健运,故纳食不佳;脾主四肢,脾运化失常故见倦怠,脾运化失常可致水湿不化,水湿上犯,故头昏沉;大便偏稀,为水湿下注之象;舌质红,为肝郁化热之征,脉濡为脾虚之象。

[治法]疏肝解郁,健脾宁心。

[处方]华明珍教授疏肝降压方。

炒栀子9 g	丹皮12 g	柴胡9 g	当归12 g
炒白术12 g	茯苓12 g	川芎9 g	炒枣仁18 g
丹参12 g	生龙骨15 g	生牡蛎15 g	合欢皮12 g
香附9 g	天麻12 g	车前草18 g	夏枯草12 g

水煎服,日1剂,3剂。

二诊:2015 年 3 月 19 日,患者服药平妥,感睡眠好转,心烦易怒明显改善,头昏沉减轻,未感头涨,纳食一般,小便调,大便仍偏稀,每日 1 ~ 2 次。舌质红,苔薄白,脉濡。测 BP 150/100 mmHg。中药原方加薄荷 10 g,清利头目。水煎服,日 1 剂,7 剂。

三诊:2015 年 3 月 26 日,患者睡眠可,每晚可睡 6 个小时,对睡眠质量满意,偶心烦,头昏沉减轻,纳食一般,二便调。舌质红,苔薄少,脉细。测 BP 140/96 mmHg。原方去车前草,加生地 9 g,养血滋阴。水煎服,日 1 剂,7 剂。

四诊:2015 年 4 月 2 日,患者述无明显不适,睡眠可,纳食一般,二便正常,舌质红,苔薄白,脉弱小数。测 BP 136/86 mmHg。原方继服 4 剂,无不适可停药,嘱观察血压,必要时服用降压药物。

【按语】高血压病患者中出现睡眠障碍者较多,有时高血压患者直接以睡眠障碍就诊。原发性高血压可以引起失眠,同时失眠也可导致血压的升高,有研究显示:夜间睡眠少于 6 个小时或不良的睡眠即可导致血压升高,失眠和高血压常形成恶性循环。中青年高血压患者或高血压早期常以入睡困难为主,老年人以睡眠维持困难、睡眠质量降低为主,主要表现为多梦易醒、早醒再入睡困难、醒后疲惫,甚至彻夜不眠,影响日间社会功能和生活质量。高血压患者改善了睡眠,血压也常常可以得到稳定。华明珍教授疏肝降压方仿丹栀逍遥散以疏肝解郁,清热除烦,配合合欢皮解郁安神,丹参清心安神,炒枣仁养心安神,生龙骨、生牡蛎重镇安神,佐川芎活血理气,夏枯草清肝泻火,车前草清肝利湿,天麻平肝风,全方肝气得舒,心气得平,气机舒畅,故睡眠佳,诸证若失。目前由于夜生活的丰富,越来越多的人夜间娱乐时间越来越长,有些严重地影响睡眠时间,甚至黑白颠倒,这样对于高血压患者的治疗和保健极为不利,应在临证时教育患者保持正常的作息习惯,减少疾病的发生。另外,对于一些肥胖的患者,一定注意有无呼吸暂停综合征,这类患者常常伴有夜间睡眠障碍并合并有血压增高,临证时不能忽视,以免影响治疗效果。

平肝息风法治疗高血压病案

赵某,男,68 岁,汉族,已婚。2015 年 1 月 12 日初诊。

[主诉]头晕 1 周,加重伴阵发性右手麻木 1 天。

[现病史]患者近 1 周来无明显诱因出现头晕,无视物旋转,无恶心欲呕,时有耳鸣如蝉鸣,无肢体活动障碍,时感胸闷、心慌,自测血压偏高,BP 170/96 mmHg,口服硝苯地平缓释片,效果不明显。今日晨起患者感头晕加重,欲扑,未摔倒,并感右手一过性麻木,约 2 分钟症状缓解,无肢体活动及语言障碍,纳食可,眠可,二便调。

[既往史]高血压病史 10 年,平素口服硝苯地平缓释片 20 mg,每日 1 次,血压控制在 140～160/80～100 mmHg。嗜酒史 30 余年,每天饮白酒约 3～5 两,吸烟史 30 余年,每日吸烟 30～40 支。否认药物过敏史。父母早年去世,病因不详。

[体格检查]BP 180/110 mmHg,双肺呼吸音粗,未闻及干、湿性啰音,HR 92次/分,律齐,各瓣膜听诊区未闻及病理性杂音。神经系统查体示:双眼无眼球震颤,四肢肌力、肌张力正常,昂白试验(-),共济运动正常,双侧深、浅感觉无异常。舌质红,少苔,根部略厚腻,脉弦细。

[辅助检查]颅脑 CT 示:多发性脑软化灶。心电图:大致正常。血脂、血糖、肝功、肾功:正常。

诊断:

[中医诊断]眩晕(肝风内动)。

[西医诊断]1. 高血压病(Ⅲ级,很高危)。

2. 短暂性脑缺血发作。

[辨证分析]患者老年男性,年过半百,阴气自半,嗜食烟酒,暗耗阴津,肝肾阴亏,阴不敛阳,风阳上扰,故见头晕、耳鸣;阴虚风动,时感肢麻;舌质红,少苔,脉弦细,为肝肾亏虚之象,舌根部略厚腻,为风痰之征。

[治法]平肝息风。

[处方]镇肝熄风汤加减。

天麻 12 g	菊花 15 g	生龙骨 18 g	怀牛膝 12 g

炙龟甲 12 g	生地 12 g	生牡蛎 18 g	天冬 9 g
玄参 9 g	白芍 12 g	麦芽 6 g	茵陈 6 g
川芎 9 g	赤芍 12 g	僵蚕 12 g	石菖蒲 9 g
郁金 9 g			

水煎服,日 1 剂,3 剂。

二诊:2015 年 1 月 15 日,患者头晕改善,时感头昏、耳鸣,未再出现肢体麻木,纳食可,眠可,二便调。舌质红,苔薄白,脉弦细。BP 160/100 mmHg,中药原方加磁石 24 g,水煎服,日 1 剂,7 剂。

三诊:2015 年 1 月 22 日,患者头晕改善,时感头昏,耳鸣较前减轻,未出现肢体麻木,纳食欠佳,眠可,小便调,大便偏稀,日 2～3 次。舌质红,苔薄白略腻,脉弦。BP 146/90 mmHg,处理中药原方去玄参、天冬,加炒白术 12 g,陈皮9 g以健脾化湿。

【按语】高血压患者病久,常常会出现心、脑、肾等重要靶器官的损害。正如中医所说"久病入络"。此位患者之前已有脑血管疾病,患者未曾治疗。此次为中风先兆,所以如不积极治疗,极有可能使病情加重。华明珍教授选用镇肝熄风汤意在平肝潜阳息风,滋养肝肾。镇肝熄风汤是近代张锡纯创立的一首名方,《医学衷中参西录》中用于治疗"内中风证,其脉弦长有力,或上盛下虚,头目时常眩晕,或脑中时常作疼发热,或目胀耳鸣,或心中烦热,或时常噫气,或肢体渐觉不利,或口眼渐形歪斜,或面色如醉,甚或眩晕,至于颠仆,昏不知人,移时始醒,或醒后不能复原,精神短少,或肢体萎废,或成偏枯"。方中怀牛膝引血下行,折其阳亢,并滋养肝肾,龙骨、牡蛎潜降肝阳,龟甲、玄参、白芍、天冬滋补肝肾之阴以制阳,肝阳不亢,肝风自息,以治其本。肝为将军之官,其性喜调达而恶抑郁,故佐以茵陈、麦芽清泄肝阳之有余,疏达肝气,以顺肝性。加用天麻、菊花、僵蚕清肝平肝,石菖蒲、郁金祛痰开窍。后加用磁石以平肝潜阳,聪耳明目。但此方金石类药物较多,故易引碍胃之证,故治疗后患者胃纳欠佳,故加用陈皮以健脾消食。本方不宜久服,待治疗有效后当改用调肝养肝之法。

补气活血,滋肾平肝法治疗头痛案

林某,女,43岁,汉族,已婚。2013年9月5日初诊。

[主诉]右侧头痛2天。

[现病史]患者近2天来因劳累出现头痛,以右侧为甚,呈跳痛,怕光,不欲言,自服去痛片可头痛减轻,但还可复发。遂来诊。现患者仍头痛,头涨,心烦,神疲懒言,纳食差,眠差多梦,大便干,3~4日一行。

[既往史]有偏头痛病史7年。间断服药非甾体消炎止痛药,因感胃部不适不欲服用。高血压病史1年,平素口服缬沙坦,血压尚平稳,控制在130~140/78~90 mmHg。

[体格检查]BP 150/96 mmHg,余(-)。舌质淡红,苔薄白,脉细。

[辅助检查]颅脑CT示:正常。

诊断:

[中医诊断]头痛(气虚血瘀,阴虚阳亢)。

[西医诊断]1.偏头痛。

2.高血压病(Ⅰ级,低危)。

[辨证分析]患者病久,正气亏虚,气虚无力运血,瘀血内停,瘀停脑络,清空失养,神明被扰而为头痛,眠差。穷必及肾,水不涵木,肝阳上亢,上扰清窍,故见头胀,心烦;气虚,脾虚失健运,故神疲懒言。

[治法]补气活血,滋肾平肝。

[处方]补阳还五汤加减。

生黄芪24 g	川芎12 g	地龙12 g	桃仁9 g
红花12 g	酸枣仁24 g	全蝎6 g	细辛3 g
葛根15 g	白芷12 g	天麻15 g	菊花10 g
黄芩9 g	女贞子12 g	墨旱莲12 g	

水煎服,日1剂,4剂。

二诊:2013年9月9日,头痛未作,仍头涨,心烦,神疲懒言,纳食可,眠差多梦,大便干,3~4日一行。查BP 144/94 mmHg,舌质淡红,苔薄白,脉细。加用通便、消食、祛风止痛之品。上方加生大黄6 g,炒谷芽15 g,炒麦芽15 g,白蒺藜

12 g,荜茇 6 g。水煎服,日 1 剂,7 剂。

三诊:2013 年 9 月 16 日,服药后头痛未作,头涨减轻,心烦,神疲懒言,纳食可,眠差改善,大便通畅。查 BP 140/88 mmHg,舌质淡红,苔薄白,脉细。加重滋肾平肝之剂。原方去生大黄,加枸杞 15 g,决明子 15 g。继服 7 剂。

四诊:2013 年 9 月 23 日,头痛未作,头涨轻,偶心烦,纳食可,眠差改善,大便通畅。查 BP 138/90 mmHg,舌质淡红,苔薄白,脉细。加滋肾安神之品。加知母 12 g,黄柏 12 g,首乌藤 15 g。

【按语】头痛有外感、内伤之分,可根据病程、诱因及疼痛性质等鉴别开来,患者病久正气亏虚,穷必及肾,水不涵木,肝阳上亢,上扰清窍,加之患病日久,久病入络,瘀停脑络,方中黄芪、川芎、地龙、桃仁、红花补气活血;全蝎、菊花平肝息风;细辛、葛根、白芷通络止痛;黄芩清热除烦;酸枣仁宁心安神;女贞子、墨旱莲滋阴补肾。全方共奏补气活血、滋肾平肝之效。华明珍教授在补气活血、滋肾平肝的基础上,加用引经药,效果理想。疼痛的部位可辨何经为病,同时合理应用引经药,效果常更佳。如太阳经头痛,选用羌活、蔓荆子、川芎;阳明经头痛,常选用葛根、白芷、知母;少阳经头痛,选用柴胡、黄芩、川芎;厥阴经头痛,选用吴茱萸、藁本等;另外还要根据辨证寒热虚实,选用药性不同的引经药,如阳明热证的头痛应选用葛根、知母偏寒凉的药物。细辛、川芎等治疗头痛效果明显,华教授在各种头痛中均喜使用。

平肝潜阳,活血宁心法治疗眩晕案

李某,女,76岁,汉族,已婚。2011年2月21日初诊。

[主诉]发作性头晕,伴心慌2周。

[现病史]患者于2周来因劳累过度出现头晕、心慌,休息后可缓解,活动后加重,伴憋喘,无头痛,无心前区疼痛,仅服降压药物,症状无缓解,为求进一步治疗来诊,现仍时感头晕、心慌,活动后加重,伴憋喘,无头痛,无心前区疼痛,纳食可,眠欠安,二便调。舌质暗红,有瘀斑,苔薄白,脉细、结。

[既往史]高血压病史10余年,平素自服氨氯地平,血压在150/80 mmHg左右,冠心病6年,未系统用药。

[体格检查]BP 162/90 mmHg,双肺呼吸音略粗,未闻及干、湿性啰音,HR 78次/分,律不齐,偶可闻及期前收缩,各瓣膜听诊区未闻及病理性杂音,双下肢无水肿。舌质暗红,有瘀斑,苔薄白,脉细结。

[辅助检查]ECG ST – T异常,偶发室性期前收缩。动态心电图示:窦性心律,频发房性期前收缩,有时成对出现,有时成三、四联律,有时未下传,全程ST段有时下移0.05～0.1 mV,T波未见明显异常改变。(活动后明显)

诊断:

[中医诊断]1.眩晕(阴虚阳亢,瘀血阻滞)。

2.心悸(心虚胆怯)。

[西医诊断]1.高血压病(Ⅱ级,很高危)。

2.冠状动脉粥样硬化性心脏。

3.心律失常(室性期前收缩)。

[辨证分析]患者年过半百,阴气自半,肝肾阴虚,虚阳上扰,上扰清窍,故见眩晕;肝肾阴虚,脉道不利,瘀血阻滞,心失所养,故见心悸,眠差。舌质暗红,有瘀斑,为瘀血阻滞之征,脉细结为阴虚阳亢、心失所养之象。

[治法]平肝潜阳,活血宁心。

[处方]华明珍教授自拟方。

天麻10 g	钩藤12 g	菊花12 g	川芎10 g
云苓10 g	酸枣仁24 g	远志10 g	苦参15 g

丹参 15 g	五味子 10 g	陈皮 12 g	甘松 12 g
枸杞 15 g	甘草 6 g		

水煎服,日1剂,7剂。

二诊:2011年2月28日,服药后头晕明显改善,仍心慌,睡眠欠安,时感胸闷,憋气,纳食可,二便调。舌质红,苔白,脉沉细。加强疏肝理气的作用。上方加郁金12 g,香附10 g。继服7剂。

三诊:2011年3月7日,未感头晕,仍时感阵发性心慌,无胸闷、憋气,纳食可,睡眠欠安,二便调。原方继服7剂。

四诊:2011年3月14日,仍时感心慌,活动后加重。纳食可,睡眠欠安,二便调。舌质红,苔薄白,脉细结。加重补气活血之力。上方加桃仁10 g,红花10 g,黄芪15 g。水煎服,日1剂,7剂。

【按语】患者年老体虚,多见多脏亏虚,以肝肾亏虚为主,兼以心失所养,治疗多方兼顾,共同取效,同时又有侧重,针对眩晕、心悸主症以平肝潜阳、宁心安神为主,兼以滋肾。方中天麻、钩藤、菊花平肝阳,枸杞养肝阴,兼以川芎、丹参活血化瘀,云苓、酸枣仁、远志、五味子、苦参宁心安神,陈皮、甘松理肝气,全方标本兼治,共奏平肝潜阳、活血宁心之效。眩晕为肝风内动,"治风先治血,血行风自灭",故合以活血化瘀之品,"无痰不作眩",故又要佐以化痰理气,"无虚不作眩",根据病机佐以补气理虚之品,更切合病机,达到理想的效果。

交通心肾法治疗眩晕案

周某,女,72岁,汉族,已婚。2014年7月7日初诊。

[主诉]头晕反复发作20余年,加重2周。

[现病史]患者于20多年前因时感头晕、头涨于居住附近诊所就诊,测血压偏高,间断服用复方利血平等药物,症状缓解即停服。10余年来,头晕发作频繁,改服用氨氯地平片和缬沙坦降压,血压较平稳,维持在140～150/80～90 mmHg,仍时感头晕。近2周来,因家中事物繁忙,患者感头晕加重,伴耳鸣,无视物旋转,心烦,眠差,入睡困难,多梦,口干,纳食可,腰酸腿软,小便黄,大便偏干,2～4日一行。

[既往史]有冠心病史10余年,未系统服药。否认药物过敏史。

[体格检查]BP 160/100 mmHg,双肺(-),HR 67次/分,律齐,各瓣膜听诊区未闻及病理性杂音。舌质红,苔剥脱,脉细。

[辅助检查]ECG:大致正常。

诊断:

[中医诊断]眩晕(心肾不交)。

[西医诊断]高血压病(Ⅱ级,很高危)。

[辨证分析]患者年老肾阴亏虚,不能上升至心,涵养心阴,心火独亢,上扰清窍,故见头晕,失眠多梦,心烦,热灼津液,故见口干,大便偏干;肾主骨,为先天之本,肾精亏虚,故见腰膝酸软;舌质红、苔剥脱、脉细为肾阴亏虚,阴虚有热之象。

[治法]交通心肾。

[处方]交泰丸加味。

黄连9 g	肉桂3 g	生地12 g	丹皮12 g
山药12 g	茯苓12 g	泽泻9 g	山萸肉9 g
炒枣仁24 g	龙骨15 g	牡蛎15 g	女贞子12 g
墨旱莲12 g	玄参12 g	麦冬12 g	

水煎服,日1剂,7剂。

二诊:2014年7月14日,服药后,患者头晕、心烦、口干改善,睡眠略改善,仍多梦,纳食可,小便调,大便仍偏干。舌质红,苔剥脱,脉细。查 BP 152/84 mmHg,中药原方炒枣仁加至30 g,加柏子仁12 g以加强安神养心之功。水煎服,日1剂,7剂。

三诊:2014年7月21日,患者头晕减轻,偶有心烦,睡眠质量改善,梦少,纳食可,小便调,大便仍偏干,1~2日一行。舌质红,苔剥脱,脉细。查 BP 140/78 mmHg。中药原方继服7剂。

【按语】心在上焦,属火,肾在下焦,属水,心中之阳下降至肾,能温养肾阳,肾中之阳上升至心,则能养心阴,心肾相交,水火既济,两脏相互制约平衡,达到正常的生理功能,心肾不交,则病证丛生。交泰丸出自清代王士雄《四科简要方》,由黄连、肉桂组成。方中取黄连苦寒,入少阴心经,降心火,使火不上炎,取肉桂辛热,入少阴肾经,暖水脏,寒热并用,可得水火既济。同时本患者肾阴亏虚,故方中加用六味地黄丸及增液汤和二至丸以滋补肾阴治其本,且肉桂守而不走,与滋阴药配伍,小量用之,可引火归原,肾水得温,自然更好地上济心火。方中加用炒枣仁、龙骨、牡蛎以安心神,治其标,改善睡眠及减轻心烦等不适,以达到更好的治疗效果。

阴阳双补法治疗眩晕案

赵某,女,52岁,汉族,已婚。2014年3月17日初诊。

[主诉]头晕,颈部不舒半月余。

[现病史]患者近半个多月来,无明显诱因出现头晕,颈部僵硬感,神疲倦怠,乏力,时有心烦汗出,畏寒肢冷,眠差,多梦,纳食可,二便调。

[既往史]3个月前查体曾测血压偏高,140/90 mmHg,无明显不适,未系统检测及治疗。绝经1年,否认药物过敏史,无不良嗜好。

[体格检查]BP 150/94 mmHg,余(-)。舌质红,苔少,脉细弱。

[辅助检查]ECG:大致正常。血糖、血脂、肝功、肾功均正常。

诊断:

[中医诊断]眩晕(阴阳两虚)。

[西医诊断]高血压病(Ⅰ级,低危)。

[辨证分析]患者年过半百,体质渐虚,脏腑功能衰退,气血阴阳皆不足,清窍失养,故见头晕,心失所养,故见眠差多梦,阴阳气血亏虚,经络失养,故见颈部僵硬感;神疲倦怠、乏力、畏寒肢冷,为气虚甚而至阳虚之象;舌质红、苔少为阴虚之征;脉细弱为气阴两虚的表现。

[治法]阴阳双补。

[处方]六味地黄丸加减。

熟地12 g	生地12 g	山萸肉12 g	山药12 g
丹皮12 g	茯苓12 g	泽泻9 g	淫羊藿12 g
知母12 g	当归12 g	珍珠母15 g	肉桂3 g
黄连6 g	黄芪15 g	葛根24 g	牛膝12 g
桑寄生12 g	杜仲12 g	天麻12 g	

水煎服,日1剂,7剂。

二诊:2013年3月24日,头晕改善,颈部僵硬感减轻,仍时感心烦,眠差,多梦,时汗出,纳食可,二便调。舌质红,苔少,脉细弱。BP 150/90 mmHg。中药原方加炒枣仁24 g,合欢皮12 g。水煎服,日1剂,7剂。

三诊:2013年3月31日,头晕改善,颈部僵硬感明显减轻,心烦、眠差较前好转,时汗出,纳食可,二便调。舌质红,苔薄白,脉细。BP 144/92 mmHg。患者颈部僵硬感改善。中药原方去葛根防其发表加重汗出,原方去熟地,生地改为15 g,继续养阴并防熟地滋腻碍胃。水煎服,日 1 剂,7 剂。

四诊:2013 年 4 月 7 日,患者仅偶感头晕,无心烦,睡眠改善,精神佳,纳食可,二便调,舌质红,苔薄白,脉细。BP 130/80 mmHg。中药原方继服 4 剂。

【按语】本案患者天癸绝,肾精亏虚,而致阴阳两虚,肾主骨生髓,脑为髓之海,肾亏脑髓失养,故眩晕。《灵枢·口问》曰:"上气不足,脑为之不满,耳为之苦鸣,头为之苦倾,目为之眩。"《景岳全书》也有"头眩虽属上虚,然不能无涉于下,盖上虚者,阳中之阳虚也;下虚者,阴中之阳虚也。"肾虚,心肾不交,心失所养,故见心烦、眠差、多梦。阴虚化热,阳虚不能固表,故时时蒸汗外出,治疗当阴阳双补,采用六味地黄丸补肾阴、肾气,肉桂、淫羊藿温补肾阳,另肉桂、黄连为交泰丸交通心肾。佐以牛膝、桑寄生、杜仲补肾强筋,知母养阴,黄芪补气,葛根、天麻、当归舒筋通络,养血和血,珍珠母重镇安神。全方阴阳气血调补,重在调补阴阳,疗效明显。

补气养血法治疗失眠案

张某,女,90岁,已婚。2014年9月11日初诊。

[主诉]反复入睡困难2年,加重1周。

[现病史]患者睡眠障碍2年,入眠难,做梦多,需配合服用安定方能入睡,近1周无明显诱因患者失眠加重,偶头晕,并伴心慌,疲乏困倦,今日就诊于我院门诊,测血压160/80 mmHg,现患者失眠,心慌,偶头晕,疲乏困倦,纳差,大便稀,日二行,小便调。

[既往史]有高血压病史7~8年,未坚持服降压药。否认糖尿病、冠心病、脑血管病史。否认外伤史,否认手术史,否认结核、肝炎等传染病史,否认输血史,否认过敏史。预防接种史随当地。

[体格检查]T 35.5℃,P 80次/分,R 20次/分,BP 160/80 mmHg。患者老年女性,发育正常,营养一般,神志清,精神可,正常面容,自主体位,查体合作。双肺呼吸音清,未闻及干、湿啰音。心率80次/分,律齐,心音有力,各瓣膜听诊区未及病理性杂音。腹壁软,无压痛,无反跳痛。双下肢无浮肿,双足背动脉搏动正常。舌质暗红,舌苔薄黄,脉细弦。

[辅助检查]2014年9月11日心电图:大致正常。

诊断:

[中医诊断]心悸(气血不足)。

[西医诊断]失眠。

[治法]补气养血。

[处方]心悸方。

太子参18 g	黄芪24 g	白术10 g	当归15 g
木香6 g	龙眼肉10 g	酸枣仁24 g	远志10 g
五味子10 g	首乌藤18 g	龙齿18 g	丹参15 g
甘草10 g			

取水800 mL,煎取400 mL,早晚分服。

二诊:2014年9月18日,患者失眠好转,心慌减轻,疲乏减轻,偶有胃痛反酸,纳好转,眠可4小时,二便调。查:BP 140/80 mmHg。双肺呼吸音清,未闻及干、湿啰音。心率77次/分,律齐。舌苔薄黄,舌质暗红,脉弦细。前方加白芍15 g,海螵蛸15 g,延胡索15 g,陈皮12 g,砂仁10 g。继服7剂。

三诊:2014年9月25日,患者失眠好转,心慌、疲乏、胃痛反酸等症均明显减轻,上方继服7剂。

【按语】本患者年过八旬,气血不足,不能养心,可见失眠、心慌、疲乏等症,虚阳扰动,可见热象,但只有从脾胃论治,补气养血,使心神得养,方为治本之法,不能一见眩晕、烦躁等即使用清热之法,若损伤后天脾胃,气血生化乏源,终将导致疾病缠绵难愈。

本患者年老体弱,从脾胃论治效果理想,但补养之药难免滞碍难化,故而可见患者嘈杂反酸等症,因此不仅用白芍、海螵蛸制酸治其标,更加用延胡索、陈皮理气活血导滞之品以治本,收到满意效果。

老年外感,急则治标案

郭某,男,65 岁,已婚。2013 年 1 月 21 日初诊。

[主诉]咳嗽 1 个周。

[现病史]近 1 周患者因外感出现咳嗽,咳黄痰,咽痒,无发热,时有胸闷,无胸痛,后背恶寒不适,无头晕头痛,无一过性黑蒙。未予特殊处理。现症见:咳嗽,咳黄痰,咽痒,无发热,无鼻塞流涕,时有胸闷,后背恶寒不适,无胸痛,无头晕头痛。纳可,夜眠较差。舌红,苔黄,脉浮。

[既往史]冠心病 5 年,未规律服药,平素日常活动不受限制。

[体格检查]T 36.5℃,BP 130/85 mmHg。老年男性,神志清,营养良好。咽部充血,扁桃体不肿大。双肺呼吸音粗,未及干、湿性啰音。心率 82 次/分,律齐,各瓣膜听诊区未闻及病理性杂音。腹软,无压痛及反跳痛。皮肤未见出血点、皮疹等。全身淋巴结未触及肿大。双下肢无浮肿。

[辅助检查]血常规无明显异常。心电图:窦性心律,心率 82 次/分,胸前导联可见 T 波低平。

诊断:

[中医诊断]咳嗽(风热犯肺证)。

[西医诊断]1. 急性上呼吸道感染。

2. 冠心病。

[辨证分析]患者老年体弱,外邪入侵,首袭娇脏。肺位于上焦,主呼吸,气道为出入升降的通路,咽喉为其所系,开窍于鼻,外合皮毛,职司卫外,故外邪入侵,肺卫首当其冲,见诸症。虽值寒冬,尤其随着人们取暖等生活条件的改变,风热证与风寒证需要仔细鉴别。患者素有旧疾,因外感而加重,故当以治标为急。

[治法]疏风清热,解毒。

嘱注意休息,条件允许时卧床休息;饮食以易消化、低盐低脂食品为主,多食新鲜蔬菜、水果,多喝温开水或粥等;注意保暖。按时口服中药。

[处方]

金银花 24 g　　　　连翘 12 g　　　　薄荷 10 g　　　　板蓝根 15 g

杏仁 10 g	桔梗 15 g	前胡 10 g	牛蒡子 20 g
桑叶 10 g	紫苏子 15 g	菊花 12 g	枇杷叶 10 g
荆芥 10 g	浙贝母 15 g	葛根 12 g	芦根 18 g
甘草 6 g			

3 剂,水煎服,日 1 剂。以水煎约 400 mL,早晚两次温服。

二诊:2013 年 1 月 24 日。诸症缓解,夜眠较差。上方加首乌藤 12 g 以养心安神,并有祛风通络之效。

三诊:2013 年 1 月 28 日。诸症缓解,原方继服 3 日。注意休息,调饮食等以善后调理。痊愈后注意避免与感冒病人接触,感冒流行期间少去公共场所,条件允许时可按时接种流感疫苗。

【按语】此患者病因主要为感受外邪。外邪入侵,首先侵袭肺卫。肺为娇脏,其性清宣肃降,主呼吸。邪气侵肺,失于宣发肃降之职,化热灼津,炼液为痰,阻于气道,从而出现咳嗽,咳黄痰等症状。尽管时值大寒前后,现在取暖条件改善,室内外温差较大,患者年老体弱,身体调节能力下降,如《素问病机气宜保命集》所言:"五十岁至七十岁者,和气如秋,精耗血衰,血气凝涩……百骸疏漏,风邪易乘,和之伤也。"

患者虽以风热表证为主,但见后背恶寒不适,看似与其他症状相左,这是由患者的体质因素决定的。患者年过六旬,"人年五十以上,阳气日衰,损与日至,心力渐退"(《千金翼方》)。素有阳气亏虚,现卒受外邪,正气被扰,后背为阳气所主,经络受阻,而出现局部恶寒明显;胸阳受抑,而出现胸闷不适。

"急则治其标"。患者当前以风热外袭为主要病机因素,当先以疏风清热解毒为主要治则。金银花、连翘、荆芥皆出自银翘散,善疏散风热。薄荷、牛蒡子等亦辛凉散风清热,如"在表初用辛凉轻剂,挟风则加入薄荷、牛蒡之属"(《温热论》),且合板蓝根解毒利咽。桔梗辛散苦泄,开宣肺气而祛痰利咽;前胡、浙贝母清化热痰;杏仁、紫苏子调理肺气,降中兼宣,为治疗咳嗽之要药,且质润而滑肠通便;桑叶、枇杷叶、菊花甘寒质轻,轻清疏散,清肺润肺;芦根甘寒,清肺热而祛痰。甘草调和诸药。患者后背恶寒不适,联系《伤寒论》治疗太阳病见项背症状者加用葛根,加用葛根 12 g。葛根,味甘、辛,有解肌退热、生津升阳的功效。复诊时加用首乌藤,一方面养心安神,有利于休息而正气恢复;另一方面祛风通络,以助葛根。外感症状痊愈后,须注意避免再感,并规范治疗冠心病。

久病外感,标本兼治案

国某,女,72 岁,已婚。2013 年 2 月 28 日初诊。

[主诉]咽痛 2 天。

[现病史]患者近 2 天自觉咽痛,口苦,咳嗽,痰少,时有胸闷,无胸痛,无一过性黑蒙,无头晕头痛,无明显发热。未予特殊处理。现症见:咽痛,口苦,无暗哑、鼻塞,无流涕,时有咳嗽,痰少,时有胸闷,无胸痛,无一过性黑蒙,无头晕、头痛。纳食尚可,夜眠一般。舌红,苔黄厚,脉浮。

[既往史]有冠心病 10 余年。高血压 10 余年,服用安博诺等降压药,平素血压控制可。支气管哮喘 20 余年。

[体格检查]T 36.3℃,BP 145/85 mmHg。老年女性,神志清,营养良好。咽部充血明显,扁桃体Ⅰ度肿大。双肺呼吸音粗,未及干、湿性啰音。心率 85 次/分,律齐,各瓣膜听诊区未闻及病理性杂音。腹软,无压痛及反跳痛。皮肤未见出血点、皮疹等。全身淋巴结未触及肿大。双下肢无浮肿。

[辅助检查]心电图:窦性心律,心率 85 次/分,胸前导联可见 ST－T 改变。

诊断:

[中医诊断]感冒(风热感冒)。

[西医诊断]1. 急性上呼吸道感染。

2. 冠心病。

3. 高血压病。

[辨证分析]患者老年体弱,外邪入侵,由口鼻或皮毛而入,首袭肺卫,咽喉为肺胃之门户,故外邪入侵,首当其冲而见咽痛。患者年老多病,体质较差,外感症状虽尚轻微,仍须积极处理。患者素有旧疾,外邪侵袭而易诱发加重,当标本兼治。

[治法]疏风清热,解毒。

嘱注意休息,条件允许时卧床休息;饮食以易消化、低盐低脂食品为主,多食新鲜蔬菜、水果,多喝温开水或粥等;注意保暖。按时口服中药。

[处方]

金银花 18 g	连翘 12 g	杏仁 10 g	桔梗 15 g

前胡 10 g	桑叶 10 g	枇杷叶 10 g	牛蒡子 10 g
板蓝根 15 g	薄荷 10 g	紫苏子 10 g	菊花 12 g
浙贝母 10 g	荆芥 10 g	芦根 18 g	辛夷 10 g
瓜蒌 15 g	橘红 12 g	甘草 6 g。	

3 剂,水煎服,日 1 剂。以水煎约 400 mL,早晚两次温服。

二诊:2013 年 3 月 4 日,诸症缓解,无鼻塞,但四肢拘急,纳食不佳,苔黄厚未减。嘱去辛夷,加豆蔻 12 g,佩兰 12 g,以芳香化浊;秦艽 12 g,以祛风通络。嘱注意休息、调饮食等以善后调理。痊愈后注意避免与感冒患者接触,感冒流行期间少去公共场所,条件允许时可按时接种流感疫苗;规范治疗高血压病、冠心病等。

【按语】时值雨水,气候变化,患者年老而适应能力下降,如《素问病机气宜保命集》所言:"五十岁至七十岁者,和气如秋,精耗血衰,血气凝涩……百骸疏漏,风邪易乘,和之伤也。"又兼体虚久病,更易感邪,即"有平昔元气虚弱,表疏腠松,略有不谨,即显风症者"(《证治汇补·伤风》)。

患者的外感症状尚属轻微,但因素有旧疾,须积极控制病情变化。疾病初期,病位较浅,病情尚轻,正气未大衰,相对也容易控制,故《素问·阴阳应象大论》说:"故邪风之至,疾如风雨,故善治者治皮毛,其次治肌肤……"患者并见胸闷等症状,当标本兼治。此涉及心、肺、脾之间的关系,肺卫受邪,影响肺气宣发肃降,发为咳嗽;肺宣肃之职助心行血不力,血行瘀阻,胸阳不展,发为胸闷;脾为后天生化之源,运化不利而酿生痰浊,上扰心肺而加重症状。

患者外感症状以风热为主,当先以疏风清热解毒,并开胸祛痰。金银花、连翘善疏散风热,荆芥长于散风,性较和缓,寒温皆宜。薄荷、牛蒡子等亦辛凉散风清热,如"在表初用辛凉轻剂,挟风则加入薄荷、牛蒡之属"(《温热论》),且合板蓝根解毒利咽。素有心肺之疾,痰浊痹阻,以桔梗、芦根理肺祛痰利咽;杏仁、苏子调理肺气,且质润而滑肠通便;桑叶、枇杷叶、菊花清肺润肺;前胡、浙贝母、芦根、瓜蒌、陈皮开胸化痰。甘草调和诸药。复诊时,外感症状明显减轻,但纳差,苔厚腻,皆提示痰浊痹阻较重,此由旧疾作祟。脾胃本主运化水谷精微,为生气之源,但患者因年老气虚,运化不利,而水谷精微不归正化,结果脾成为生痰之源,治当以豆蔻、佩兰芳香化浊,运脾祛痰。

辛凉解表治疗风热感冒案

张某,女,44 岁,已婚。2013 年 2 月 28 日初诊。

[主诉]咽痛 2 天,伴发热。

[现病史]患者 2 天前开始出现咽痛,未予重视。昨日起发热,今晨最高 38.1℃,伴全身疼痛,胸闷不舒,口苦,咳嗽,咳黄痰。现症见:发热,咽痛,全身疼痛,口苦,咳嗽,咳黄痰,伴胸闷,无胸痛,无鼻塞流涕。纳可,夜眠可,二便可。舌红,苔黄略干,脉浮。

[既往史]体健。否认近 1 个月内接触发热患者。

[体格检查]T 37℃,BP 130/80 mmHg。中年女性,神志清,营养良好。咽部充血,扁桃体Ⅱ度肿大。双肺呼吸音粗,未及干、湿性啰音。心率 85 次/分,律齐,各瓣膜听诊区未闻及病理性杂音。腹软,无压痛及反跳痛。皮肤未见出血点、皮疹等。全身淋巴结未触及肿大。双下肢无浮肿。

[辅助检查]血常规无异常,白细胞计数 $5.41 \times 10^9/L$。

诊断:

[中医诊断]感冒(风热犯肺证)。

[西医诊断]急性上呼吸道感染。

[辨证分析]患者外感风热之邪,风性轻扬,多犯上焦。咽喉为肺胃之门户,首当其冲,而见咽痛;邪犯于表,卫气被郁,开合失司而见发热,经络失和而见身痛;风热之邪易于损伤阴津,病邪初犯,津伤不甚而见苔黄略干。

[治法]疏散风邪,清热解毒。

嘱注意休息;饮食以易消化、清淡食品为主,多食新鲜蔬菜、水果,多喝温开水、淡盐水或粥等;外避风寒。按时口服中药。

[处方]

金银花 18 g	连翘 12 g	杏仁 10 g	桔梗 15 g
前胡 10 g	桑叶 10 g	枇杷叶 10 g	牛蒡子 10 g
板蓝根 15 g	薄荷 10 g	紫苏子 10 g	菊花 12 g
浙贝母 10 g	荆芥 10 g	芦根 18 g	甘草 6 g
瓜蒌 15 g	秦艽 10 g		

3剂,水煎服,日1剂。以水煎约400 mL,早晚两次温服。

嘱注意休息、调饮食等以善后调理。痊愈后坚持适度运动以增强体质,避免过度劳累等。

【按语】时近惊蛰,如叶桂所说:"春月受风,其气已温",吴瑭也指出:"风温者,初春阳气始升,厥阴行令,风夹温也"。患者素日体健,因外感风热时邪,出现发热、身痛、胸闷等症。正如《临证指南医案·风温》所言,"风温从上而入,风属阳,温化热,上焦近肺,肺气不得舒转,周行气阻,致身痛、脘闷、不饥。宜微苦以清降,微辛以宣通。医谓六经,辄投羌、防,泄阳气,劫胃汁。温邪忌汗,何遽忘之?"本病治以疏散风邪,清热解毒为原则,注意顾护阴津,而不宜误用辛温助火化燥,以免生他变。

方剂取自银翘散等化裁。金银花与连翘,为疏散风热的常用对药。荆芥辛散气香,长于发表散风,且微温不燥,药性和缓,寒热皆宜。薄荷、牛蒡子、前胡等亦辛凉散风清热,且合板蓝根解毒利咽。并芦根甘寒,以清余热,并秦艽解肌止痛。如《温热论》言:"在表初用辛凉轻剂。挟风则加入薄荷、牛蒡之属,挟湿加芦根、滑石之流。或透风于热外,或渗湿于热下,不与热相搏,势必孤矣。"《温热论》言:"温邪上受,首先犯肺"。以桔梗辛散苦泄,开宣肺气,而祛痰利咽;杏仁、苏子、浙贝母清肺化痰;桑叶、枇杷叶、菊花甘寒质轻,轻清疏散,清肺润肺。瓜蒌逐痰,以通胸阳。甘草调和诸药。

患者症见发热,耗伤阴津,诸症缓解后仍须注意滋养肺胃,除服药治疗外,可配合饮食疗法,如进食粥类及雪梨汁、石斛茶等以助调养,并且避免过早进食油腻辛辣食物等。

辛凉解表治疗风热咳嗽案

洪某,男,41 岁,已婚。2013 年 1 月 14 日初诊。

[主诉]咳嗽 3 天,伴发热。

[现病史]3 日前外出后出现咳嗽,咽痛咽痒,声音嘶哑,头痛,全身疼痛,疲乏无力懒动,发热,最高达 39.5℃。自行口服中成药"感冒颗粒"及退热药,汗出后体温已降。现症见:咳嗽,少痰,咽痛,声音嘶哑,头痛,身痛,全身汗出,乏力,鼻塞无涕。纳食可,睡眠可。小便可,大便日一次。舌红,苔黄,脉浮数。

[既往史]既往体健。否认近 1 个月内接触发热患者。

[体格检查]T 37℃,BP 130/80 mmHg。中年男性,神志清,营养良好。咽部充血,扁桃体Ⅱ度肿大。双肺呼吸音粗,未及干、湿性啰音。心率 80 次/分,律齐,各瓣膜听诊区未闻及病理性杂音。腹软,无压痛及反跳痛。皮肤未见出血点、皮疹等。全身淋巴结未触及肿大。双下肢无浮肿。

[辅助检查]血常规无明显异常。

诊断:

[中医诊断]咳嗽(风热犯肺证)。

[西医诊断]急性上呼吸道感染。

[辨证分析]患者外感受邪,邪毒并风邪入侵,风性轻扬,为病多犯上焦。肺位于上焦,主呼吸,气道为出入升降的通路,咽喉为其所系,开窍于鼻,外合皮毛,职司卫外,故外邪入侵,肺卫首当其冲。

[治法]疏散风邪,清热解毒。

嘱注意休息;饮食以易消化、清淡食品为主,多食新鲜蔬菜、水果,多喝温开水、淡盐水或粥等;外避风寒。按时口服中药。

[处方]

金银花 18 g	连翘 12 g	杏仁 10 g	桔梗 15 g
前胡 10 g	桑叶 10 g	生杷叶 10 g	牛蒡子 10 g
板蓝根 15 g	薄荷 10 g	紫苏子 10 g	菊花 12 g
辛夷 10 g	浙贝母 10 g	荆芥 10 g	芦根 18 g
甘草 6 g	金果榄 10 g	西青果 10 g	木蝴蝶 10 g

石膏 15 g。

3 剂,水煎服,日 1 剂。以水煎约 400 mL,早晚两次温服。

二诊:2013 年 1 月 17 日,患者诸症缓解,仍有咽痒。上方加蝉蜕 10 g,利咽开音,继服 3 剂。注意休息,调饮食等以善后调理。痊愈后坚持适度运动以增强体质,避免过度劳累等。

【按语】此患者病因主要为感受外邪。外邪入侵,肺卫首当其冲。肺为娇脏,其性清宣肃降,上连咽喉,开窍于鼻,外合皮毛。肺气失宣,清肃失职而发为咳嗽;卫气失和,腠理闭塞,经脉不利,尤头为诸阳之会,而出现发热,头身疼痛;咽喉为气道门户,风热侵袭,而致咽痛喑哑。

时值小寒,隆冬时节,本来外感风寒之邪的可能性较大,而患者的症状体征皆提示为风热证。考虑因现在取暖条件改善,感受风寒的概率下降,但室内外温差较大,也影响了人体的适应能力,且人们饮食结构也在逐渐发生变化,油腻温燥之品较多,而导致人体的体质变化。因此,治疗当辨证论治,重视临床资料的采集,不宜主观臆断。

本病治以疏散风邪,清热解毒为原则。金银花与连翘为疏散风热的常用对药。荆芥亦辛散气香,长于发表散风,且微温不燥,药性和缓,寒热皆宜。薄荷、牛蒡子等亦辛凉散风清热,且合金果榄、西青果、木蝴蝶、板蓝根解毒利咽,辛夷芳香通窍。桔梗辛散苦泄,开宣肺气而祛痰利咽;前胡、浙贝母清化热痰;杏仁、苏子调理肺气,降中兼宣,为治疗咳嗽之要药,且质润而滑肠通便;桑叶、枇杷叶、菊花甘寒质轻,轻清疏散,清肺润肺。石膏、芦根皆甘寒,以清余热。甘草调和诸药。患者因"退热药"等而致汗出热暂退,须注意汗出津伤,宜多进水、粥等以养阴扶正,避风寒以防外邪乘虚而入。

患者疾病初愈时,邪气未尽,且病程中汗出明显而耗伤阴津等,机体抵御外邪侵袭的能力低下,容易重新感邪以致疾病复发,如《重订通俗伤寒论》所说:"瘥后伏热未尽,复感新邪,其病多作。"故应注意病后调理。

清热涤痰治疗热性哮喘案

唐某,女,76岁,已婚。2013年3月28日初诊。

[主诉]阵发性憋喘20余年,加重1周。

[现病史]患者哮喘病史20余年,常因外感诱发。近1周,憋喘加重,尤平躺时明显,咳嗽较轻,痰少,鼻塞,无咽痛咽痒。未予特殊处理。现症见:时有憋喘,不能平卧,无胸痛,时有咳嗽,痰少,鼻塞,无咽痛咽痒,无发热。纳差,夜眠一般。二便可。舌淡红,苔厚,脉滑数。

[体格检查]T 36.5℃,BP 130/80 mmHg。老年女性,神志清,营养良好。咽部充血,扁桃体不肿大。双肺呼吸音粗,可闻及哮鸣音。心率86次/分,律齐,各瓣膜听诊区未闻及病理性杂音。腹软,无压痛及反跳痛。皮肤未见出血点、皮疹等。全身淋巴结未触及肿大。双下肢无浮肿。

[辅助检查]血常规,白细胞计数8.5×10^9/L,中性粒细胞0.75。心电图:窦性心律,心率86次/分,胸前导联可见ST–T改变。

诊断:

[中医诊断]哮病(痰热互结证)。

[西医诊断]支气管哮喘。

[辨证分析]患者平素内有痰饮留伏,现因外感风热,邪入肺经,肺失宣肃,引动伏痰,痰热相结,阻于气道,气机升降不利,以致胸闷憋喘,诱发哮喘,并见风热表证。患者病情较急,宜中西医结合治疗以迅速控制病情。

[治法]清热解毒,清肺涤痰。

嘱卧床休息;饮食以易消化、低盐低脂食品为主,多食新鲜蔬菜、水果,多喝温开水或粥等;注意保暖。按时口服中药。静脉用药以平喘,抗感染治疗。

[处方]

金银花18 g	连翘12 g	杏仁10 g	桔梗15 g
桑叶10 g	炙杷叶10 g	牛蒡子10 g	板蓝根15 g
薄荷10 g	菊花12 g	辛夷10 g	紫苏子10 g
浙贝母10 g	荆芥10 g	芦根18 g	甘草6 g
前胡10 g	款冬花10 g	生石膏18 g	炙麻黄10 g。

3 剂,水煎服,日 1 剂。以水煎约 400 mL,早晚两次温服。

二诊:2013 年 4 月 1 日。憋喘明显缓解,仍有胸闷、纳差。苔仍白厚,脉滑。上方去石膏、麻黄,加豆蔻 10 g,佩兰 12 g,薏苡仁 10 g,瓜蒌 15 g,以芳香化浊祛痰。继服 7 剂,日趋平复,嘱调饮食、适寒温等以善后调理。

【按语】"哮喘专主于痰"《丹溪心法·喘论》。患者年老体弱,肺、脾、肾功能失常,导致痰饮留伏,隐伏于肺窍,成为发作之夙根。而时值春分,气候变化,患者年老而适应能力下降,更易感邪,即"有平昔元气虚弱,表疏腠松,略有不谨,即显风症者"(《证治汇补·伤风》)。内有痰饮留伏,外受邪气引动而诱发,痰热相搏结,阻于气道,气机升降不利,以致胸闷憋喘,诱发哮喘。

治当清肺涤痰平喘为主。麻黄、生石膏宣肺清热;桔梗、芦根理肺祛痰利咽;杏仁、紫苏子调理肺气,且质润而滑肠通便;桑叶、枇杷叶、菊花、款冬花清肺润肺;前胡、浙贝母开胸化痰。金银花、连翘、薄荷、牛蒡子等辛凉散风清热,且合板蓝根清热解毒,荆芥善疏风而性和缓,辛夷芳香通窍。甘草调和诸药。复诊时,憋喘明显减轻,但纳差,苔厚腻,皆提示痰浊痹阻较重,此因痰浊久稽,难以速去。故以瓜蒌开胸逐痰,以宣通上焦阳气;以豆蔻、佩兰芳香化浊,以健运中焦;薏苡仁淡渗利湿,以利小便而使邪有出路。

哮病长期反复发作,会严重影响肺功能,进而损及心肾,导致肺胀、胸痹等诸多变症,故平时缓解期应注意加强管理教育,积极避免各种诱发因素。如《医学统旨》所说,"大抵哮喘,未发以扶正为主,已发以攻邪气为主。"发作期须积极控制感染等诱发因素,并祛痰逐邪;缓解期则应注意饮食调护,适度锻炼等,以扶助正气。

小儿外感,既病防变案

李某,女,6个月15天,7.5 kg。2012年12月27日初诊。

[主诉]咳嗽3天,伴流涕。

[现病史]患儿近3天出现咳嗽,无痰,流涕,精神不佳,无发热恶寒,无明显口渴,无汗出,无头痛身痛。母乳喂养,纳食尚可,眠可,二便可。

[体格检查]T 36.5℃。患儿现囟门已闭,发育良好,精神一般。咽部充血,扁桃体无肿大。双肺呼吸音清,未及干、湿性啰音。指纹浮,达气关,舌红,苔薄白。

[既往史]顺产,体健。

诊断:

[中医诊断]感冒(风热犯肺证)。

[西医诊断]急性上呼吸道感染。

[辨证分析]患儿脏腑娇嫩,形气未充,腠理疏松,表卫不固,时天气寒冷而室内温暖,婴儿冷暖不能自调,易感受外邪。当予轻清之品疏散外邪,而患儿脏气清灵,用量宜轻。另外,患儿脾常不足,感邪之后,脾运失司,更易兼夹饮食积滞,治疗上应注意"治未病"。

[治法]辛凉解表,疏散风热。

嘱多饮热水,汤药宜趁热服用;居室保持空气流通、新鲜,避风寒。按时口服中药。

[处方]

金银花5 g	桔梗3 g	荆芥5 g	薄荷3 g
连翘5 g	杏仁5 g	僵蚕5 g	炒麦芽5 g
甘草1.5 g			

免煎剂,开水冲服,日1剂,不拘次数。服药3剂后,诸症皆除。

【按语】感冒又称"伤风",与风邪关系密切。"风者,百病之长也。"(《素问·风论》)风邪终岁常在,尤气候骤变及季节交替之时,乘虚袭人。即"邪之所凑,其气必虚"(《素问·评热病论》)。时值冬至,天气寒冷而室内温暖,小儿脏腑娇嫩,形气未充,腠理疏薄,表卫未固,冷暖不能自调,易于感受外邪,如《幼科释谜·感冒》所说:"感冒之原,由卫气虚,元府不闭,腠理常疏,虚邪贼风,卫阳受撼。"小儿稚阴稚阳,病情易于传变,即使外感风寒,正邪相争,也易由寒化热。

小儿脏腑娇嫩,形气未充,御邪能力较弱,容易为外邪所伤,而发病容易,传变迅速。小儿肺脏娇嫩,受邪气所扰而失于宣肃,气机不利,发为咳嗽;小儿脾常不足,脾胃之体成而未全,脾胃之气全而未壮,且肺卫感邪,子病及母,脾运失司,稍有饮食不节,可致乳食停积,阻滞中焦,增添变症;小儿神气怯弱,肝气未盛,感邪之后,热扰心肝,易致心神不安等惊惕之症。因此,治疗除辛凉解表,仍需要注意夹滞、夹惊等情况。

治疗上,本案以金银花、连翘辛凉解表清热;薄荷、桔梗疏风散热,宣肺利咽;荆芥辛温透表,助辛凉之剂疏表达邪;杏仁调理肺气;僵蚕清热镇惊;炒麦芽消食化积;甘草调和诸药。药量少而味轻,因小儿生机蓬勃,脏腑之气清灵,对治疗反应灵敏。如《景岳全书·小儿则》中所说:"其脏气清灵,随拨随应,但能确得其本而撮取之,则一药可愈,非若男妇损伤、积痼痴顽者之比。"

小儿感冒,重在预防调护。注意增强小儿体质,经常户外活动,呼吸新鲜空气,喂养得当,随气候变化而及时增减衣物;避免与感冒患者接触,感冒流行期间尽量少去环境复杂的公共场所。

宣肺化痰法治疗支气管炎案

洪某,男,41岁,汉族,已婚。2013年1月14日初诊。

[主诉]咳嗽、声音嘶哑半个月。

[现病史]患者半个月前感冒后出现发热,咽痛,咳嗽,咳白痰,周身酸痛,经静脉输液(头孢类抗生素)治疗5天后,发热、身痛缓解,咽痛、咳嗽减轻,继之出现声音嘶哑,现声音嘶哑,有时不能出声,无明显发热,偶感心慌,轻度咽痛,咽干,口干多饮,偶咳少痰,纳眠可,二便调。

[既往史]体健,无重大病史可查。

[体格检查]患者中年男性,发育正常,营养良好,神志清,精神可。双眼睑无浮肿,口唇无发绀。双肺呼吸音粗,未闻及干、湿性啰音。心率80/分,律齐,心音可,各瓣膜听诊区未及病理性杂音。腹壁软,无压痛,无反跳痛,肝、脾脏未触及,腹部包块未触及,肝、肾区无叩击痛,腹部叩诊正常,无移动性浊音。双下肢无浮肿,双足背动脉搏动正常。四肢肌力、肌张力正常,生理反射存在,病理反射未引出。舌暗红,苔黑染,脉细数。

[辅助检查]2013年1月14日胸片:支气管炎。

诊断:

[中医诊断]咳嗽(风邪犯肺)。

[西医诊断]1.支气管炎。

2.上呼吸道感染。

[辨证分析]本患者风邪袭表,肺气被郁,卫阳奋起与外邪抗争,故发热身痛;肺受风邪,肺失宣肃,故咳嗽咳痰;肺气不利,故咽痛、喑哑;风为阳邪,日久伤人阴液,津液不足,故见咽干、口干多饮。

[治法]宣肺止咳,化痰利咽。

[处方]华明珍教授经验方二花汤。

金银花18 g	连翘12 g	杏仁10 g	桔梗15 g
前胡10 g	桑叶10 g	生杷叶10 g	牛蒡子10 g
板蓝根15 g	薄荷10 g	苏子10 g	菊花12 g
辛夷10 g	浙贝母10 g	荆芥10 g	芦根18 g

甘草 6 g   金果榄 10 g   木蝴蝶 10 g   西青果 10 g

生石膏 15 g

水煎服,日 1 剂,3 剂。

二诊:2013 年 1 月 17 日,患者咳嗽减轻,仍有白痰,无身痛发热,声音嘶哑减轻,无明显咽痛,感咽干,纳眠可,二便调。舌暗红,苔黑染,脉细数。前方去牛蒡子,加麦冬 12 g,玄参 10 g,水煎服,日 1 剂,继服 4 剂。

三诊:2013 年 1 月 21 日,患者咳嗽明显减轻,咳少量白痰,无身痛发热,已无明显声音嘶哑,无鼻塞,微头痛,无明显咽痛咽干,口干多饮,活动后气喘,纳眠可,二便调。舌暗红,苔黑染,脉细。前方去辛夷,生石膏增至 18 g,加柴胡 10 g,黄芩 10 g,水煎服,日 1 剂,继服 7 剂,诸症痊愈。

【按语】本案患者感冒后治疗不及时,病后又失于调护,以致病情迁延,病情有变化。西医除了使用抗生素抗感染治疗,没有更好的办法,中医治疗则从祛风邪入手,宣降肺气,利咽解毒,并可兼顾养阴、止咳化痰之法,从患者的各个病理改变针对性治疗。因患感冒时间已有半月,外邪祛除不尽,已有从表入里化热之象,故加入柴胡、黄芩等疏解半表半里之邪,截断病邪从太阳之表转入少阳、阳明之途径,防止疾病传变,这正是中医治疗疾病的特色与长处。治疗以清热解毒、宣肺止咳、化痰利咽之药为主,外疏肺卫未散之邪,内截入里化热之毒,清解蕴结咽部之邪毒,利咽开音,宣肺止咳,与患者证型相对,所以疗效显著。

疏利少阳治疗郁病案

辛某,男,25 岁,未婚。2012 年 12 月 6 日初诊。

[主诉]左侧头部疼痛伴肢体感觉敏感半年余。

[现病史]半年前因研究生论文答辩而疲劳,精神压力大。现自觉左侧头部间歇性疼痛,无明显诱因,并头后、颈部的左半侧牵扯性疼痛。左上肢亦感觉异常,打篮球时空中以手触球即有触电样感觉,并伴上肢外侧部的传导。现因身体不适而赋闲在家,不喜与人交流,夜眠较差,纳食一般,二便可,舌淡红,苔薄白,脉弦。

[体格检查]以及脑部 CT 等辅助检查均无阳性结果。

[诊断]郁病(气郁证)。

[辨证分析]华主任认为,患者的疼痛等不适部位属少阳经,此可从少阳胆经不利处方。患者无明显器质性病变,且发病与紧张劳累等有关,尤其要注意精神调适:客观地向患者解释病情,减轻其对于疾病的精神压力;鼓励患者积极参与社会活动,多与人沟通,移情易性而转移其注意力;与患者家人沟通、解释,劝说家人给予宽松和谐的生活氛围,鼓励患者积极参与社会交流。

[治法]疏肝解郁,理气安神。

鼓励患者积极与人交流,参与力所能及的社会活动;配合口服中药治疗。

[处方]小柴胡汤合丹栀逍遥散加减

柴胡 12 g	半夏 12 g	黄芩 10 g	丹皮 10 g
云苓 12 g	香附 10 g	炒枣仁 24 g	当归 12 g
葛根 15 g	炒栀子 10 g	赤芍 10 g	薄荷 6 g
川芎 10 g	菊花 12 g	首乌藤 18 g	龙齿 12 g
远志 10 g	枳壳 10 g	甘草 6 g	

水煎服,日 1 剂。以水煎约 400 mL,早晚两次温服。

二诊:2013 年 1 月 24 日,患者间断服药 1 年余,自觉好转,仍时有右侧胁下不适。睡眠改善,但入睡较慢。舌红,苔白厚,脉弦。继续原治则为主,注重疏肝柔肝,安眠除烦,并行气化痰。

［处方］

柴胡 15 g	白芍 15 g	丹皮 10 g	炒栀子 10
云苓 10 g	石菖蒲 10 g	郁金 10 g	天竺黄 12 g
橘红 15 g	酸枣仁 24 g	远志 10 g	合欢皮 15 g
首乌藤 24 g	龙齿 24 g	甘草 10 g	

水煎服,日 1 剂。以水煎约 400 mL,早晚两次温服。

【按语】胆主决断,肝主谋略,肝胆喜疏泄的特点除了对于消化系统的功能外,还有调畅情志的作用。肝司疏泄,胆气不虚,这对人的情绪和思维有着重要的作用。患者身体不适也发生于足少阳胆经循行部位,也提示了从少阳论治。肝胆喜条达,且足少阳胆经多气少血,故病变多在气分,治当以疏利少阳胆经之气为主。肝体阴而用阳,治当疏肝气,柔肝体。肝胆与脾胃同居中焦,"见肝之病,知肝传脾,当先实脾",治当兼顾健运脾胃,且脾为生痰之源,而胆郁痰扰,亦当健脾化痰。

首诊方剂以小柴胡汤和解少阳,合丹栀逍遥散理肝解郁。柴胡疏肝解郁,为君;香附、枳壳疏肝解郁,黄芩、丹皮、栀子、薄荷清透降泄,当归、赤芍、川芎、菊花理血柔肝,炒枣仁、首乌藤、龙齿、远志安神益智,为臣;半夏和胃降逆,茯苓健脾化痰,葛根升举清阳,为佐;甘草调和诸药为使。二诊诸症减轻,而舌象提示痰湿,予石菖蒲、天竺黄、橘红等祛痰开窍安神之品。

正如叶桂所说:"用药乃片时之效,欲得久安,以怡悦心志为要旨耳。"移情易性对于患者有着重要的治疗作用。患者自觉身体不适而赋闲在家,拒绝与同龄人交流,生活空间愈加狭小,更加重抑郁情绪,嘱其力所能及地参与到社会活动中,家人也应积极劝导以增强患者的自信心。

益气养血安神法治疗神经衰弱案

王某,女,47岁,汉族,已婚。2012年11月12日初诊。

[主诉]心慌、失眠半年。

[现病史]患者半年前因肝部转移肿瘤于国外行腹腔镜手术,并于术后做12次化疗,肝部肿瘤经复查证实治疗效果较好,但此后出现心慌不适,自觉心中惕惕而动,心神不宁,失眠,经常彻夜不眠,后背疼痛,伴耳鸣,时烦躁,无明显疲乏无力,无胸痛胸闷,纳食欠佳,二便调。现求中药调理来诊。

[既往史]2011年行胆囊切除术,2011年因结肠肿瘤行腹腔镜手术切除。

[体格检查]患者中年女性,发育正常,营养一般,形体偏瘦,神志清,精神可。双眼睑无浮肿,口唇无发绀。双肺呼吸音略粗,未闻及干湿性啰音。心率78次/分,律齐,心音有力,各瓣膜听诊区未及病理性杂音。腹壁软,无压痛,无反跳痛,肝、脾脏未触及,腹部包块未触及,肝、肾区无叩击痛,腹部叩诊正常,无移动性浊音。双下肢无浮肿,双足背动脉搏动正常。四肢肌力、肌张力正常,生理反射存在,病理反射未引出。舌质黯淡,舌苔黄黑,脉细弱。

[辅助检查]心电图示:正常。

诊断:

[中医诊断]心悸(心脾血虚)。

[西医诊断]1.神经衰弱。

2.结肠癌术后。

3.肝癌术后。

[辨证分析]本患者患肿瘤且行手术及化疗治疗,身体正气损伤较大,气血耗伤,加之患者素体脾胃虚弱,气血化生不足,导致心血亏虚,心失所养,则心悸;心神失养则失眠、烦躁;脾气虚弱,运化失健,故纳食不佳。舌苔黄黑为邪毒内蕴,舌质黯淡,脉细弱均为气血亏虚之象。

[治法]益气健脾,养血安神定悸。

[处方]华明珍教授经验方心悸方。

太子参18 g	黄芪24 g	白术10 g	当归15 g
木香6 g	龙眼肉10 g	酸枣仁24 g	远志10 g

五味子 10 g	珍珠母 18 g	首乌藤 18 g	龙齿 24 g
丹参 15 g	炙甘草 10 g	百合 10 g	柴胡 10 g
枸杞 12 g	砂仁 10 g	云苓 10 g	生姜 3 片

大枣 3 枚

水煎服,日 1 剂,7 剂。

二诊:2012 年 11 月 19 日,患者心慌明显减轻,仍后背疼痛,失眠,夜间不能入睡时感头痛,伴耳鸣,烦躁不安,纳食改善,二便调。舌质暗红,舌苔黄燥,脉细弱。前方加合欢皮 12 g,水煎服,日 1 剂,继服 7 剂。

三诊:2012 年 11 月 26 日,患者无明显心慌,睡眠改善,夜间可小睡 2 个小时左右,且感睡眠质量尚可,背痛及烦躁、耳鸣减轻,纳食可,二便调。舌质暗红,舌苔薄黄燥,脉细弱。患者自觉服药后效果好,因要前往国外定居,前方带药 20 剂并留方带走继服。

【按语】脾为气血生化之源,又具统血功能。脾气虚弱,生血不足,可导致心血亏虚。心主血,血充则气足,血虚则气弱。心血不足,无以化气,则脾气亦虚。所以心脾两脏在病理上相互影响,易成为心脾两虚之证。肿瘤本身为慢性消耗性疾病,暗耗人体气血,又经过多次手术及化疗治疗,手术及化疗都会对人体的正气(包括脾胃)造成损伤,如果后天之本的脾胃在人体遭受多重损伤后不能健运化生气血、充养脏腑,则会变生他病,本患者目前肿瘤经治疗已得到控制,身体以正气亏虚为主,治疗应以“扶正”为主,从益气健脾,养心安神入手,使脾气健旺,气血生化有源,气血渐充,心有所养,则心悸、失眠诸症可减轻。

补肾养心法治疗神经衰弱案

薛某,女,50岁,汉族,已婚。2012年10月8日初诊。

[主诉]失眠、耳鸣半年余。

[现病史]患者半年余前无明显诱因出现失眠、耳鸣,入睡困难,入睡后多梦,睡眠质量差,双耳耳鸣,入夜尤甚,听力无下降,腰痛,自觉精神短少,双眼作胀,无心慌胸闷,胸痛,偶感头晕,无明显头痛,无恶心呕吐,口干,咽干痒,纳食可,夜尿频多,大便调。

[既往史]体健,无重大病史可查。

[体格检查]BP 130/70 mmHg,患者中年女性,发育正常,营养良好,神志清,精神欠佳。眼睑无水肿,口唇无发绀,伸舌无偏斜。双肺呼吸音略粗,未闻及干、湿性啰音。心率76次/分,律齐,心音有力,各瓣膜听诊区未及病理性杂音。腹壁软,无压痛,无反跳痛,肝、脾脏未触及,腹部包块未触及,肝、肾区无叩击痛,腹部叩诊正常,无移动性浊音。双下肢无浮肿,双足背动脉搏动正常。四肢肌力、肌张力正常,生理反射存在,病理反射未引出。舌质暗红,舌苔薄白,脉沉细。

[辅助检查]空腹血糖5.4 mmol/L。

诊断:

[中医诊断]不寐(肾阴亏虚)。

[西医诊断]神经衰弱。

[辨证分析]本患者表现为肾阴虚的证候,肾阴不足,髓减骨弱,骨骼失养,故腰痛;髓海失充,则头晕耳鸣;心肾为水火既济之脏,肾水亏虚,水火失济则心火偏亢,致心神不宁,而见失眠多梦,肾失所养,开阖失司,故夜尿频多。

[治法]滋阴补肾,养心安神。

[处方]华明珍教授经验方:益肾方。

枸杞15 g	菊花12 g	熟地15 g	泽泻10 g
茯苓10 g	山药12 g	山萸肉15 g	丹皮10 g
菟丝子15 g	炒枣仁24 g	远志10 g	当归12 g
制首乌12 g	鹿角胶10 g	甘草6 g	朱砂1 g(冲)

龙齿 18 g　　　　牛膝 10 g

水煎服,日 1 剂,7 剂。

二诊:2012 年 10 月 15 日,患者述失眠、耳鸣、双目作胀症状无明显改善,但入睡后做梦稍有减少,腰痛减轻,仍觉口干较重,近日感双臂疼痛,舌质暗红,舌苔薄白,脉沉细。前方加秦艽 12 g,桑枝 12 g,玉竹 15 g。水煎服,日 1 剂,继服 14 剂。

三诊:2012 年 10 月 29 日,患者失眠、耳鸣、双目作胀、腰痛、口干诸症较前减轻,入睡后做梦减少,无明显双臂疼痛,右胁肋作胀,时感右胁疼痛不适,纳呆,舌质暗红,舌苔薄黄,脉弦细。前方去秦艽、朱砂,加柴胡 10 g,白芍 12 g,莱菔子 15 g。水煎服,日 1 剂,继服 14 剂。

四诊:2012 年 11 月 12 日,患者睡眠改善,仍有耳鸣,无双目作胀,腰痛、口干已不明显,双肩作胀,右胁肋胀痛,腹胀、嗳气,有时心慌,纳呆,舌质暗红,舌苔薄白,脉弦细。前方加葛根 12 g,柴胡增至 12 g。水煎服,日 1 剂,继服 3 剂。

五诊:2012 年 11 月 15 日,患者述右胁肋胀痛、腹胀减轻,偶有嗳气,睡眠改善,夜尿频,无心慌,食欲欠佳,前方去远志,加海螵蛸 15 g,佛手 10 g,延胡索 15 g。水煎服,日 1 剂,继服 7 剂。患者除耳鸣仍在外,睡眠改善,腹胀、胁痛、嗳气等症消失。

【按语】本病患者正处在七七四十九岁女子肾气衰退的时期,女子在此年龄自然地衰老,肾阴肾阳皆虚。因个人体质的差异,本患者主要表现为肾阴虚的症状,治疗以滋阴益髓为主,兼清上扰心神之虚火,然阴阳互根互用,肾阴的不足必会影响肾阳,患者夜尿频多,即为肾阳不足失于温煦气化的一种表现,故方中加少量鹿角胶温补肾阳,也寓阳中求阴之意。肾水不足,肝失所养,加之情志变动,易致肝失疏泄,在肾阴虚损的基础上,又出现了肝气郁结,肝胃不和的症状,故在基础方上调整添加疏肝和胃、养血柔肝之品,可使肝气条达,诸症消除。

疏肝和胃,健脾化湿法治疗肠道激惹综合征案

庞某,女,67岁,汉族,已婚。2013年4月22日初诊。

[主诉]腹泻、反酸半月。

[现病史]患者半月前无明显诱因出现腹泻,大便质稀不成形,每日大便3～4次,无腹痛,腹中鸣响,矢气多,反酸,需服奥美拉唑制酸,停药后复反酸不止,时有嗳气腹胀,无恶心呕吐,纳食少,睡眠差,小便调。

[既往史]体健,无重大病史可查。

[体格检查]患者老年女性,发育正常,营养良好,神志清,精神可。双眼睑无浮肿,口唇无发绀。双肺呼吸音清,未闻及干、湿性啰音。心率64次/分,律齐,心音可,各瓣膜听诊区未及病理性杂音。腹壁软,无压痛,无反跳痛,肝、脾脏未触及,腹部包块未触及,肝、肾区无叩击痛,腹部叩诊正常,无移动性浊音。双下肢无浮肿,双足背动脉搏动正常。四肢肌力、肌张力正常,生理反射存在,病理反射未引出。舌紫暗,苔白厚腻,脉细弦。

[辅助检查]大便常规:正常。血常规:正常。

诊断:

[中医诊断]泄泻(肝胃不和)。

[西医诊断]肠道激惹综合征。

[辨证分析]患者肝气不舒,肝郁化火,横逆犯胃,肝胃气滞,则胁下不适;胃失和降,气机上逆,故嗳气呃逆;肝胃气火内郁,可见嘈杂吞酸;肝木乘克脾土,脾运失健,气机郁滞,故纳呆腹胀;气滞湿阻,则便溏不爽、肠鸣矢气,脾不化湿,湿邪内盛,可见腻苔。

[治法]疏肝和胃,健脾化湿止泻。

[处方]华明珍教授经验方:舒肝汤。

柴胡10 g	白芍15 g	陈皮10 g	川芎10 g
枳壳10 g	香附10 g	厚朴10 g	酸枣仁18 g
远志10 g	首乌藤18 g	合欢皮12 g	百合10 g
甘草6 g	川楝子10 g	白蔻10 g	海螵蛸15 g

水煎服,日1剂,3剂。

二诊:2013 年 4 月 25 日,患者服药平妥,仍反酸重,时有嗳气,饭后症状明显,腹鸣,矢气多,纳少,眠差,小便调。舌紫暗,苔白厚微腻,脉细弦。前方加生白术 10 g,山药 12 g,茯苓 10 g,莲子 10 g,党参 15 g,三七粉 3 g,紫苏子 6 g,紫苏梗 10 g,水煎服,日 1 剂,继服 7 剂。

三诊:2013 年 5 月 2 日,患者反酸减轻,但仍需服奥美拉唑,嗳气好转,大便次数仍多,大便不成形,排便无力,无腹痛,无恶心呕吐,纳可眠差,二便调。舌紫暗,苔薄白微腻,脉细弦。前方去紫苏子,加黄芪 18 g,水煎服,日 1 剂,继服 4 剂。

四诊:2013 年 5 月 6 日,患者反酸减轻,偶有嗳气,大便 3 次/日,不成形,右胁下不适,有时腹胀,纳呆,眠差,二便调。舌紫暗,苔薄白,脉弦细。前方加吴茱萸 6 g,鸡内金 10 g,水煎服,日 1 剂,继服 7 剂。

五诊:2013 年 5 月 13 日,患者反酸、嗳气、腹胀减轻,大便 2 次/日,基本成形,已渐停口服奥美拉唑,有时腹胀,纳少,仍睡眠差,小便调。舌淡红,苔薄白,脉弦。前方加煅瓦楞子 15 g,水煎服,日 1 剂,继服 7 剂,患者大便基本恢复正常,嗳气、腹胀消失,反酸明显缓解。

【按语】肝脾两脏在生理上关系密切,肝主疏泄,有协助脾的运化功能,脾主运化,气机通畅,有助于肝气的疏泄。所以在发生病变时,两脏相互影响,如肝失疏泄,气机不利,每致脾运失健,称为木横侮土,反之,脾失健运,气滞于中,湿阻于内,亦能影响肝气的疏泄,而为脾病及肝,或称土壅侮木。本病人肝郁在先,肝失疏泄,致脾胃失运,继而产生泄泻、反酸、纳呆、嗳气、腹胀一系列脾胃证候,治疗应抓住疏肝行气这个重点,肝气舒畅则脾胃不受其侮,胃气和降,脾运湿去,诸症可愈。

滋阴补肾,养血疏肝法治疗干眼症案

沈某,女,48 岁,汉族,已婚。2013 年 1 月 28 日初诊。

[主诉]双眼干涩 1 个月。

[现病史]患者 1 个月前无明显诱因出现双目干涩不适,眼花,自觉周身皮肤发干,无汗出,时心慌,无心烦,无胸闷气短,月经目前尚正常,月经前后头痛不适,纳食可,睡眠多梦,二便调。

[既往史]体健,无重大病史可查。

[体格检查]患者中年女性,发育正常,营养良好,神志清,精神可。双眼睑无浮肿,口唇无发绀。双肺呼吸音清,未闻及干、湿性啰音。心率75 次/分,律齐,心音可,各瓣膜听诊区未及病理性杂音。腹壁软,无压痛,无反跳痛,肝、脾脏未触,腹部包块未触及,肝、肾区无叩击痛,腹部叩诊正常,无移动性浊音。双下肢无浮肿,双足背动脉搏动正常。四肢肌力、肌张力正常,生理反射存在,病理反射未引出。舌暗红,少苔,脉弦细。

诊断:

[中医诊断]干眼症(肝肾阴亏)。

[西医诊断]干眼症。

[辨证分析]肝主疏泄,主藏血,体阴而用阳,开窍于目,女子到了七七四十九岁之期,天癸逐渐衰竭,肾阴亏虚,肝阴不得肾阴肾精的滋养,随之亦亏。肝血不足,肝阴亏虚,目失所养,故见双眼干涩不适、眼花,肾阴不足,津液亏耗,肺失所润,皮肤失养,故皮肤干燥、无汗出。阴虚则生内热,热扰心神,所以有心慌、多梦之症。

[治法]滋阴补肾,养血疏肝。

[处方]华明珍教授经验方:益肾方加减。

枸杞 15 g	菊花 12 g	生地 15 g	泽泻 10 g
云苓 10 g	山药 12 g	山萸肉 15 g	丹皮 10 g
菟丝子 15 g	炒枣仁 24 g	远志 10 g	当归 12 g
制首乌 12 g	柴胡 10 g	甘草 6 g	香附 10 g
薄荷 6 g	川芎 12 g	益母草 15 g	

水煎服,日1剂,7剂。

二诊:2013年2月4日,患者双目干涩减轻,仍感眼花、皮肤干燥、无汗出,时心慌,无心烦,本次月经提前10余天来潮,纳可,夜眠多梦,二便调。舌暗红,少苔,脉弦细。前方加黄芪18 g,合欢皮15 g,水煎服,日1剂,继服14剂。

三诊:2013年2月18日,患者双目干涩症减,无明显眼花,皮肤干燥亦减轻,无心慌,时感心烦,纳眠可,二便调。舌暗红,苔薄白,脉弦细、微数。前方加炒栀子6 g,水煎服,日1剂,继服4剂。

四诊:2013年2月22日,患者双目干涩明显减轻,无眼花,皮肤干燥亦明显好转,无心烦,纳眠可,二便调。舌暗红,苔薄白,脉弦细。前方继服7剂,诸症基本消失。

【按语】肝主藏血,开窍于目,肝血充盛,双目得肝血充养,则目睛明亮有神。肝血亏虚,目睛失养,则眼疾丛生,所以眼睛干涩的病症首先从肝脏找病因。因精血互生,肝肾同源,肝血不足时,养肝血即是滋肾阴,肾精充足才能化生阴血,充养肝体,治疗以滋养肝肾阴血为主,所以以滋肾阴、降虚火之杞菊地黄丸为基础,滋肾精、养肝血、清虚火,阴血得复,津液生化有源,失润之目睛得肝血之濡养,则目睛干涩之症自除。

疏肝行气, 润肠通便法治疗老年性便秘案

张某, 女, 80 岁, 汉族, 已婚。2014 年 11 月 3 日初诊。

[主诉] 大便难行 1 年, 加重伴腹胀 10 余天。

[现病史] 患者 1 年前出现大便干结难下, 7~10 日一行, 排便困难, 经常需使用开塞露帮助排便, 曾服用芦荟胶囊、番泻叶等药物, 效果均欠佳。10 余天前生气后, 症状加重, 伴腹胀腹痛, 烦躁, 无恶心呕吐, 纳食减少, 眠差, 小便调。

[既往史] 有慢性支气管炎病史 10 余年。

[体格检查] BP 140/65 mmHg, 患者老年女性, 发育正常, 营养良好, 神志清, 精神稍差。双眼睑无浮肿, 口唇无发绀。双肺呼吸音清, 未闻及干、湿性啰音。心率 67 次/分, 律齐, 心音可, 各瓣膜听诊区未及病理性杂音。腹壁软, 无压痛, 无反跳痛, 肝、脾脏未触及, 腹部包块未触及, 肝、肾区无叩击痛, 腹部叩诊正常, 无移动性浊音。双下肢无浮肿, 双足背动脉搏动正常。四肢肌力、肌张力正常, 生理反射存在, 病理反射未引出。舌质暗, 苔少, 脉弦细。

诊断:

[中医诊断] 便秘(气滞肠燥)。

[西医诊断] 老年性便秘。

[辨证分析] 此患者年高体弱, 津亏血少, 肠道不荣, 故大便干枯不行, 年老中气不足, 胃肠功能薄弱, 气弱无力鼓动肠道蠕动排便, 故排便周期延长、排便不畅, 加之生气后肝气郁结, 乘克脾土, 中气益虚, 出现腹胀腹痛、纳食减少等症。

[治法] 疏肝行气, 润肠通便。

[处方] 华明珍教授经验方: 舒肝方。

柴胡 10 g	白芍 15 g	陈皮 10 g	川芎 10 g
枳壳 10 g	香附 10 g	厚朴 10 g	酸枣仁 18 g
远志 10 g	首乌藤 18 g	合欢皮 12 g	肉苁蓉 10 g
甘草 6 g	莱菔子 15 g	佛手 15 g	火麻仁 15 g
酒大黄 15 g			

水煎服, 日 1 剂, 3 剂。

二诊:2014 年 11 月 6 日,患者大便仍干,排便周期缩短,本次大便与上次相隔 5 日,仍有排便不畅,排便时感轻度腹痛,纳食量较前增多,睡眠改善,小便调。舌质暗,苔少,脉弦细。前方酒大黄减量为 12 g,加槟榔 10 g,水煎服,日 1 剂,继服 4 剂。

三诊:2014 年 11 月 10 日,患者便干较前减轻,排便较前顺畅,腹胀明显减轻,无腹痛,感咽干不适,吐白痰,纳、眠尚可,小便调。舌质暗,苔薄白,脉细。前方加桔梗 12 g,浙贝母 10 g,水煎服,日 1 剂,继服 7 剂。

四诊:2014 年 11 月 17 日,患者便秘明显好转,大便 2 日一行,便质偏干,但排便尚通畅,无腹胀,偶有排便腹痛,咽干减轻,纳眠可,小便调。舌暗红,苔薄白,脉细。前方火麻仁增至 18 g,加玄参 15 g,水煎服,日 1 剂,继服 7 剂。患者已基本可自行正常排便。

【按语】本病患者虽有腹胀、腹痛、便秘之"实证",但不可猛攻峻下,一则患者年老体衰,体质经不住峻药攻伐,二则患者表现出的"实证"为因虚致实,血亏津少为便秘不通的根本原因,虽有短期肝气不舒的诱因,但疾病之本还是以虚为主。疏肝行气为急则治其标,养血润肠才为治病证之本,治疗从疏肝行气着手,使肝气调达,气机顺畅,解除脾土之厄,同时用养血润肠之药,增水行舟,故便秘、腹胀之症可除。

补肾填精治疗脱发案

李某,女,66岁,已婚。2014年11月20日初诊。

[主诉]脱发3个月。

[现病史]3个月来患者因劳累及睡眠差导致脱发,今日就诊于我院门诊,查:BP 130/70 mmHg,现患者脱发,局部头皮瘙痒,心慌,心烦,纳差,眠浅梦多,大便干,1~2日1行,小便调。

[既往史]否认重大疾病病史,否认外伤史,否认手术史,否认结核、肝炎等传染病史,否认输血史,否认过敏史,预防接种史随当地。

[体格检查]T 36.5℃,P 70次/分,R 16次/分,BP 130/70 mmHg,患者老年女性,发育正常,营养一般,神志清,精神可,正常面容,自主体位,查体合作。双肺呼吸音清,未闻及干、湿啰音。心率70次/分,律齐,心音有力,各瓣膜听诊区未及病理性杂音。腹壁软,无压痛,无反跳痛。双下肢无浮肿,双足背动脉搏动正常。舌质淡红,舌苔薄白,脉细数。

诊断:

[中医诊断]脱发(肾精不足)。

[西医诊断]脱发。

[治法]补肾填精。

[处方]生发汤。

地黄15 g	何首乌15 g	黑芝麻15 g	丹皮12 g
墨旱莲15 g	丹参15 g	赤芍12 g	当归15 g
侧柏叶10 g	女贞子15 g	甘草6 g	黑豆15 g
红花10 g	莲子心6 g	炒枣仁18 g	栀子10 g
柴胡10 g	苦参10 g		

取水800 mL,煎取400 mL,早晚分服,7剂。

二诊:2014年11月27日,药后患者局部头皮瘙痒减轻,心慌、心烦减轻,眠差较前改善,上方改酸枣仁24 g,加三七3 g。7剂,继服。

三诊:2014年12月5日,药后患者睡眠改善,头皮瘙痒消失,未述脱发,心慌、心烦未作,上方继服,7剂。

【按语】肾主骨,其华在发,毛发的生长脱落,常能反应肾气的盛衰,肾气旺盛,则毛发茂密乌黑有光泽。肾气虚衰,则毛发稀疏易脱落或变白无光泽。患者素体肾精不足,遇眠差劳累诱发,肾阴不足不敛心火,心肾不交,可见心烦、心慌等症,治当填补肾精,敛降心火,兼顾清肝泻火。

生发汤对于肾精不足脱发的治疗具有良好的治疗效果,方中地黄、首乌、黑芝麻、墨旱莲、女贞子、黑豆滋补肝肾精血,丹皮、赤芍、丹参、红花凉血活血,息风润燥,柴胡、栀子、酸枣仁、莲子心清心泻火,除烦安神,以助心肾水火相济,侧柏叶、苦参清利湿热,全方共奏补肾填精、泻火除烦之功。

益气活血通络法治疗脑梗死案

刘某,女,66 岁,已婚。2014 年 11 月 13 日初诊。

[主诉]反复头晕 5 年。

[现病史]患者头晕不适,时头痛,脑梗死病史 2 次,今日就诊于我院门诊,查：BP 115/55 mmHg,现患者乏力,无肢体活动障碍,无口眼歪斜,纳差,眠差,大便稀,小便调。

高血压病史 10 年,服用拜新同 30 mg,每日一次,缬沙坦 80 mg 每日一次。

[既往史]5 年前及 3 年前腔隙性脑梗死病史,未遗留四肢活动障碍等后遗症,否认外伤史,否认手术史,否认结核、肝炎等传染病史,否认输血史,否认过敏史。预防接种史随当地。

[体格检查]T 36.5℃,P 68 次/分,R 16 次/分,BP 115/55 mmHg。患者老年女性,发育正常,营养一般,神志清,精神可,正常面容,自主体位,查体合作。双肺呼吸音清,未闻及干、湿啰音。心率 70 次/分,律齐,心音有力,各瓣膜听诊区未及病理性杂音。腹壁软,无压痛,无反跳痛。双下肢无浮肿,双足背动脉搏动正常。舌红,苔中部腻,脉细弱。

诊断:

[中医诊断]中风 - 中经络(气虚血瘀)。

[西医诊断]腔隙性脑梗死。

[治法]益气活血通络。

[处方]益气通络方。

黄芪 24 g	赤芍 15 g	川芎 10 g	当归 15 g
桃仁 12 g	红花 10 g	地龙 10 g	牛膝 10 g
甘草 6 g	酸枣仁 18 g	首乌藤 18 g	僵蚕 10 g
橘红 12 g	首乌 12 g		

取水 800 mL,煎取 400 mL,早晚分服,7 剂。

二诊:2014 年 11 月 20 日,药后患者乏力、眠差好转,晚上血压高,心慌,上方加远志 10 g,天麻 10 g,7 剂,继服。

三诊:2014 年 11 月 27 日,药后患者乏力、眠差好转,心慌好转,口渴牙疼,上方减黄芪 18 g,加天花粉 15 g,知母 15 g,菊花 12 g,7 剂,继服。

四诊:2014 年 12 月 4 日,患者乏力、眠差、心慌等症均有好转,口渴牙疼未作,上方继服,7 剂。

【按语】益气通络方为治疗脑梗死的常用方,方中黄芪益气以助血行,赤芍、川芎、当归、桃仁、红花、地龙活血通络,酸枣仁、首乌藤养阴安神,僵蚕、橘红化痰息风,对治疗气虚血瘀型脑梗死效果理想。

在该患者的治疗过程中,气虚血瘀为主要病机,患者二诊时夜间血压较高,心慌不适,即说明同时具有精血不足,虚阳上浮之病机,加用天麻潜阳息风,远志宁心安神,三诊时牙疼不适,说明黄芪辛温助热,减黄芪的量,并加用天花粉、知母、菊花以清热生津,息风止痛。

平肝降逆法治疗胆囊炎案

辛某,女,66 岁。2014 年 10 月 16 日初诊。

[主诉]反复呃逆 10 余年。

[现病史]患者呃逆,纳差,腹胀 10 余年,今日就诊于我院门诊,查:BP 130/70 mmHg,现患者呃逆,纳差,腹胀不适,后背痛,失眠,二便调。

[既往史]胆囊炎病史 10 余年,胆囊切除病史 5 年,否认外伤史,否认结核、肝炎等传染病史,否认输血史,否认过敏史。预防接种史随当地。

[体格检查]T 36.5℃,P 65 次/分,R 16 次/分,BP 140/80 mmHg。患者老年女性,发育正常,营养一般,神志清,精神可,正常面容,自主体位,查体合作。双肺呼吸音清,未闻及干、湿啰音。心率 65 次/分,律齐,心音有力,各瓣膜听诊区未及病理性杂音。腹壁软,无压痛,无反跳痛。双下肢无浮肿,双足背动脉搏动正常。舌质淡红,舌苔薄白,脉细弦。

[辅助检查]心电图:T 波改变。

诊断:

[中医诊断]呃逆(肝气逆)。

[西医诊断]胆囊炎。

[治法]平肝降逆。

[处方]舒肝汤加减。

柴胡 15 g	白芍 15 g	陈皮 12 g	川芎 10 g
枳壳 10 g	香附 10 g	厚朴 10 g	酸枣仁 24 g
远志 10 g	首乌藤 18 g	合欢皮 15 g	甘草 6 g

取水 800 mL,煎取 400 mL,早晚分服,7 剂。

二诊:2014 年 10 月 23 日,患者呃逆、纳差、腹胀略减,后背仍时有疼痛不适,加姜黄 10 g,龙齿 12 g,当归 15 g,延胡索 15 g 继服,7 剂。

三诊:2014 年 10 月 30 日,患者呃逆、纳差明显减轻,后背疼痛不适减轻,眠不宁,大便稀,仍时有腹胀,香附加量至 12 g,加槟榔 12 g,枳壳改为枳实 15 g,加鸡内金 10 g,莱菔子 15 g。继服,7 剂。

四诊:2014 年 11 月 6 日,呃逆、纳差、后背疼痛、腹胀等症明显缓解,唯吐沫多,加姜半夏10,天竺黄10 g,云苓10 g,以祛痰湿,上方继服,7剂。

【按语】舒肝汤所治为肝失疏泄,横逆犯胃所致。肝气不疏,横逆犯胃,则脘腹胀满。根据"木郁达之"之旨,方以柴胡为君,调肝气,散郁结。臣以香附专入肝经,疏肝解郁,川芎辛散,开郁行气,佐以陈皮、枳壳、厚朴理气宽中,和胃消胀,白芍养血柔肝,合欢皮、远志、首乌藤、酸枣仁安神助眠。

患者肝气犯胃,胃气不降,可见呃逆、腹胀等症,治当平肝降逆,复诊时加用姜黄、龙齿、当归、延胡索以活血止痛,宁心安神,三诊时,患者仍时有腹胀等,故加大舒理肝气、健脾导滞之功。待患者气逆之证稍平,又见吐涎沫之证,说明药物偏凉,肝胃痰湿,因而加用云苓、半夏、天竺黄等药。

治疗过程中,应随时调药,如四诊时不能及时加用略温性之半夏、云苓,必将损伤患者脾胃之气,导致疾病迁延不愈,但本例患者胆囊已切除,消化功能受影响,治疗难度相对增大。

散寒除湿,活血止痛法治疗腰肌劳损案

禹某,男,41岁,已婚。2014年11月13日初诊。

[主诉]腰痛3年。

[现病史]患者腰痛日久,以阴天及劳累后加重,今日就诊于我院门诊,查:BP 140/80 mmHg,现患者腰痛不适,劳累后腰酸痛不适,乏力,纳差、眠可,大便稀,小便调。

[既往史]否认重大疾病病史,否认外伤史,否认手术史,否认结核、肝炎等传染病史,否认输血史,否认过敏史。预防接种史随当地。

[体格检查]T 36.5℃,P 70次/分,R 16次/分,BP 140/80 mmHg。患者中年男性,发育正常,营养一般,神志清,精神可,正常面容,自主体位,查体合作。双肺呼吸音清,未闻及干、湿啰音。心率70次/分,律齐,心音有力,各瓣膜听诊区未及病理性杂音。腹壁软,无压痛,无反跳痛。双下肢无浮肿,双足背动脉搏动正常。舌质淡红,舌苔薄白,脉沉弱。

诊断:

[中医诊断]腰痛(寒湿痹阻)。

[西医诊断]腰肌劳损。

[治法]散寒除湿,活血止痛。

[处方]顽痹汤。

独活10 g	桑寄生12 g	秦艽10 g	防风10 g
细辛3 g	川芎10 g	当归12 g	熟地15 g
白芍15 g	桂枝10 g	云苓10 g	杜仲12 g
牛膝10 g	党参15 g	川断12 g	狗脊12 g
络石藤18 g	海风藤18 g	甘草6 g	

取水800 mL,煎取400 mL,早晚分服,7剂。

二诊:2014年11月20日,药后患者腰痛不适减轻,乏力减轻,上方加三七3 g,木瓜15 g,7剂,继服。

【按语】腰为肾之府,乃肾之精气所溉之域,与膀胱相表里,足太阳膀胱经循行于此,且任、督、冲、带等诸经脉、络脉亦布其间,故无论内伤、外感或外伤等,伤及于肾或痹阻肾之经络,均可发生腰痛。如《杂病源流犀烛·腰脐病源流》指出:"腰痛,精气虚而邪客病也"。

感受外邪风、寒、湿、热是外感腰痛的致病因素。但因湿性重浊、黏滞,最易痹着腰部,所以外感总离不开湿邪为患。诸邪留于腰府经络,均可阻滞经络气血,气血运行不畅而发为腰痛。外伤劳累过度、跌仆损伤、腰部用力不当,均可使腰府经络气血运行不畅,气滞血瘀发为腰痛。肾亏体虚,先天禀赋不足,加之劳累太过,或久病体虚,以致肾精亏损,无以濡养腰府筋脉,也可发生腰痛。此外,风、寒、湿、热外邪侵袭及外伤、劳累等,均可在肾虚的基础上诱发或加重本病。

患者肾虚气弱,易受寒湿,寒湿瘀血痹阻腰府,发为本病,治当补肾散寒,活血止痛,方中熟地、杜仲、川断、牛膝、狗脊、桑寄生补肾,独活、秦艽、防风、细辛散寒除湿,党参、川芎、当归、白芍、桂枝、云苓补益营卫气血,络石藤、海风藤通络止痛,全方共奏补肾活血止痛之功。

顽痹汤对于寒湿痹阻腰府之腰痛症效果明显,而对于肾虚为主之腰痛则不能用此方,因散寒活血之药多走散,不利于肾虚为主的虚性腰痛的治疗。

补气温阳法治疗慢性结肠炎案

赵某,男,62 岁,已婚。2014 年 10 月 31 日初诊。

[主诉]腹泻 5 年。

[现病史]患者腹泻,晨起时腹痛即大便,今日就诊于我院门诊,测血压 140/80 mmHg,现患者腹泻,时腹痛,喜温热恶寒凉饮食,食凉即腹泻,疲乏困倦,纳食一般,大便稀,日 2~3 行,小便分叉,尿量少,夜尿频。

[既往史]否认重大疾病病史。否认外伤史,否认手术史,否认结核、肝炎等传染病史,否认输血史,否认过敏史。

[体格检查]T 36.3℃,P 70 次/分,R 18 次/分,BP 140/80 mmHg。患者老年男性,发育正常,营养一般,神志清,精神可,正常面容,自主体位,查体合作。双肺呼吸音清,未闻及干、湿啰音。心率 70 次/分,律齐,心音有力,各瓣膜听诊区未及病理性杂音。腹壁软,轻压痛,无反跳痛。双下肢无浮肿,双足背动脉搏动正常。舌质淡红,舌苔薄白,脉沉弱。

诊断:

[中医诊断]腹泻(脾肾气虚)。

[西医诊断]慢性结肠炎。

[治法]补气温阳。

[处方]脾虚方加味。

党参 18 g	白术 10 g	云苓 10 g	白扁豆 10 g
陈皮 10 g	山药 12 g	莲子 15 g	砂仁 12 g
薏苡仁 24 g	桔梗 12 g	谷芽 10 g	麦芽 12 g
补骨脂 10 g	吴茱萸 6 g	白芍 15 g	木香 6 g
肉豆蔻 10 g	五味子 10 g	甘草 6 g	黄芪 18 g

取水 800 mL,煎取 400 mL,早晚分服 7 剂。

二诊:2014 年 11 月 6 日,药后患者腹泻次数减少,日行 1~2 次,腹痛未作,疲乏减,小便分叉减,敢食凉,上方加桑螵蛸 15 g。继服 7 剂。

三诊:2014 年 11 月 13 日,药后患者腹痛、腹泻未作,疲乏减,夜尿改善,上方继服 7 剂。

　　【按语】本例患者脾肾阳气不足,素体寒湿较盛,因而食凉即泻,故治疗应用党参、黄芪、白术、云苓、陈皮、白扁豆、莲子等健脾祛湿之药,加用肉豆蔻、吴茱萸散寒祛湿,同时加用补骨脂温肾阳以助脾阳,补火生土,因此取得良好疗效。

　　本例患者脾肾阳气不足,注意白芍和五味子的应用,方中白芍抑肝扶脾,以防土虚木乘,体现"治未病"思想,方中五味子的使用,主要考虑其药性酸温,五脏皆补,酸敛配合补气药以固肠止泻,患者小便不利,加用桑螵蛸助收摄精气,对大小便均有利。

月经不调辨治验案二则

中医药治疗疾病能获得较快且稳定的疗效,全在于辨证准确以及用药合理。下列病案两则,就正于大方之家。

病案一:

[初诊时间]2009 年 4 月 2 日。

患者王某,35 岁,月经失调 1 年,月经 15 到 20 天一行,行经半个月,月经色黯红,量少,血块少,手脚心灼热,心烦,眠浅梦多,大便略不畅,小便热黄。舌黯红,苔少,脉细数。

[辨证]肝郁气虚,阴虚火旺。

[辨证分析]气虚不摄血则月经半月一行,气虚不生血则经血量少,气虚湿浊阻滞则经血黯红,阴血虚有热故手脚心灼热,热扰心神则心烦眠浅梦多,热灼津液则小便热黄。

[处方]炒山栀 9 g,炒丹皮 9 g,当归 9 g,炒白芍 9 g,柴胡 6 g,云苓 9 g,川芎 9 g,人参 10 g,生黄芪 25 g,炒白术 9 g,香附 9 g,女贞子 9 g,墨旱莲 9 g,生阿胶粉 9 g,砂仁 6 g,甘草 3 g。6 剂,水煎服。

[处方分析]当归、炒白芍、柴胡、香附、川芎养血柔肝,调畅肝气,炒山栀、炒丹皮清泻火热以养阴;人参、生黄芪、炒白术、云苓益气升提;女贞子、墨旱莲、生阿胶粉补肝肾阴;砂仁健脾理气;甘草调和药性。

二诊:2009 年 4 月 9 日,药尽即经至,月经色正,量较前增多,手脚心灼热减,小便调,大便通畅。调方:因经后不宜再动血,故去川芎,经后郁热之象已减,故去炒山栀。继服半个月。

三诊:2009 年 4 月 23 日,整体情况均有好转,停药。

四诊:2009 年 4 月 29 日,月经准时,于第 27 天行经,色量均正。遂以上方义制成药丸继服。随访半年月经正常。

病案二:

[初诊时间]2009 年 9 月 3 日。

患者陈某,25 岁,3 年前行人工流产术后,月经经期仍规律,却由行经 7 天而改为行经 3 天,量较前少,色黯红。2009 年 2 月又行人工流产术后,月经 3 个月一行,每次量极少、色淡,至就诊时间经仍未至。现左少腹隐痛牵及左腰,阴雨天及劳累后重,腿乏力,大便3日一行,大便先干后可,小便可,时心烦,舌黯红,苔薄白,舌根有较大红色滤泡,肝脾脉略数,余脉较弱。

[辨证]损伤冲任,肾虚肝郁。

[辨证分析]手术损伤肝肾精血,故左少腹隐痛牵及左腰,月经量少,迟至;气虚郁热,故大便3日一行,质干;阴血虚有热故心烦,舌根滤泡。

[处方]生地、熟地各9 g,炒山药9 g,山萸肉9 g,炒丹皮9 g,云苓9 g,生黄芪25 g,当归9 g,炒白芍9 g,柴胡6 g,枸杞9 g,巴戟天9 g,青竹茹9 g,砂仁6 g,甘草3 g。水煎服,6剂。

[处方分析]手术损伤肝肾,补肾柔肝为经。六味地黄丸去泽泻,以补肾填精;枸杞、巴戟天、生黄芪填精助阳益气以温化;当归、炒白芍、柴胡柔肝解郁;青竹茹清热。

二诊:2009年9月9日,药后左少腹及左腰疼痛略减,脚乏力略减,舌苔厚腻。遂改为养血舒肝,益气调经。

[处方]当归9 g,炒白芍9 g,柴胡6 g,川芎9 g,云苓9 g,郁金9 g,人参10 g,炒白术9 g,香附9 g,怀牛膝9 g,益母草9 g,泽兰9 g,桂枝6 g,熟地9 g,砂仁6 g,甘草3 g。水煎服,6剂。

[处方分析]虽肝肾不足,但湿阻经络不畅,易致壅补,故疏肝益气养血调经。

三诊:2009年9月16日,药后三五天时左腰腹隐痛一次。

后遵上方义调方三次,以养血舒肝益气为主,兼用补肾益精、疏通瘀血痰浊。益肾用枸杞、巴戟天、女贞子、墨旱莲、菟丝子等。疏通祛湿祛瘀用浙贝母、桂枝、醋延胡索、焦山楂、丹参、艾叶、川断、杜仲、怀牛膝、益母草、泽兰等。

又诊:2009年10月19日,于调治一个半月时经至。经色初黯红后淡红,量极少,三天即净,且经期腿木、腿疼、腿乏力,左腰腹疼又重。辨证气血虚精不足,不荣则痛。

[处方]当归12 g,炒白芍12 g,柴胡6 g,云苓9 g,人参10 g,生黄芪25 g,炒白术9 g,香附9 g,女贞子9 g,墨旱莲9 g,生阿胶粉9 g,川断9 g,巴戟天9 g,熟地12 g,砂仁6 g,甘草3 g。水煎服,12剂。

后守三诊时方加减,益气养血兼疏肝益肾祛瘀,共调制半年余,经期恢复正常,30 天一行,行经 3 天,左腰腹痛消,月经色可,量少。

【按语】上述两病案均为月经病涉及肝、脾、肾三脏同病,单调其中一脏,均不会取得满意疗效。如病案一中:单调气血则药偏温燥,不利于手脚心灼热、心烦眠浅等症;单调阴血虚有热则药偏滋腻寒凉,后天肝脾气血仍虚而升提无权,则血不归经,经期亦不会准时。故从肝、脾、肾三脏同治而取效甚捷;病案二中:如仅调肝肾精血不足则气血郁滞,痰瘀蕴结,很难发挥最佳的补益作用,仅祛痰化瘀则气血精不足不荣则痛,且月经亦不能按时来潮。故治疗过程中,须注意审查病变涉及脏腑及正邪关系,方能取得良好治疗效果。

从肝论治女性更年期心脏病的经验

七七之期,女性逐渐从成熟期向老年期过渡,或可出现经行紊乱,心悸失眠,头晕胸闷,心前区疼痛,烦躁易怒,烘热汗出,五心烦热,甚则情志异常等症状。现代医学认为,这主要是因为卵巢功能逐渐衰退、雌激素水平下降,导致内分泌失调及自主神经功能紊乱。其中心血管运动神经失调症状明显者多有较强的恐惧感,影响患者的日常工作和生活,可称为更年期心脏病。

1. 女性更年期心脏病的病机探析　华教授认为,本病的主要病位在心,与肝密切相关。患者自觉心中悸动,惊惕不安,或胸闷胸痛,或兼心烦失眠、抑郁焦虑等情绪不安表现,皆为心之所主。心为五脏六腑之大主,少容外邪而易为其他脏腑累及,于更年期妇女尤其容易受到肝的影响。肝主疏泄,为心火之母,母子易相及。如《医学正传》云:"夫怔忡惊悸之候,或因怒气伤肝,或因惊气入胆,母能令子虚,因而心血为之不足,又或遇事繁冗、思想无穷,则心君亦为之不宁,故神明不安而怔忡惊悸之证作矣。"

患病人群的特殊性更决定了从肝论治对本病的重要意义。一者,女子体阴,阴性凝结易于怫郁,性情本易多思忧愁。孙思邈言:"女子嗜欲多于丈夫,感病倍于男子,加之慈恋、爱憎、嫉妒、忧患、染着坚牢,情不自抑。"情志郁结,皆可影响气机,而"多情交织致病,首先伤肝"。二者,女子经过经、孕、产、乳等而数伤于血,又兼情志易郁,而肝体阴用阳,故"女子以肝为先天"(《临证指南医案》)。三者,随着生命进程,各方面机能逐渐衰退。肝为刚脏,或首当其冲。《灵枢·天年》中说:"五十岁,肝气始衰,肝叶始薄,胆汁始灭,目始不明。"

肝司疏泄失职,则不能疏散心气,则阴血暗耗,不能养心;气郁化火生痰,痰火扰心,而心神不宁;气滞则血瘀,更兼痰、火扰动,不通则痛。肝木乘土,则脾胃运化不健,气血生化无源。肝体阴而用阳,与肾乙癸同源,母子相及,或至精血亏虚。

2. 华教授治疗女性更年期心脏病的临证经验　基于以上病机,华教授多从肝论治本病,重视形神兼治。一方面,药物调理以疏理肝气,重视辨证;另一方面,心理疏导,调适生活,以治病求本。

（1）疏肝行气以调形：华教授喜以疏肝名方逍遥散加减。《医贯·郁病论》说："予以一方治其木郁，而诸郁皆因而愈。一方曰何？逍遥散是也。"逍遥散为临床常用方剂，华教授在长期临床验证中针对疾病特点和患者体质细腻地加减运用，效果显著。

全方以柴胡为君，善条达肝气，疏肝解郁。而臣药以助疏肝：一方面以白术、茯苓健脾益气为臣，此为"见肝之病，知肝传脾，必先实脾"，而且此期已逐渐进入老年衰退阶段，更需要倚重后天补养，即"天癸已绝，乃属太阴经也"（《素问病机气宜保命集》）。气虚甚者，或直接以参、芪益气。另一方面，以当归、白芍养血柔肝为臣，一者肝体阴而用阳，肝主藏血，其体为阴，肝气疏泄，其用为阳，两者互为根本。二者女子以血为本，生理上经、带、胎、产、乳数伤于血，且"年四十而阴气自半"。三者疏肝药多行散而易耗气，故要滋阴养血以佐。病甚者，需要补益肾精以养肝血，用药如地黄、首乌、黄精、枸杞等。

另以香附助柴胡以散肝气郁结，或用厚朴、枳壳等。或用郁金行气解郁，兼清心凉血。益心安神药亦为佐助，炒枣仁养心阴、益肝血而安神定悸；远志交通心肾，安神定志；或如首乌藤、合欢皮、百合之类；甚者用龙齿、朱砂镇惊安神。另外，丹皮清血中伏火，炒栀子清肝热，泻火除烦，尤其针对更年期所出现的虚火症状，并以煅龙骨、煅牡蛎敛虚汗。少许薄荷疏散郁遏之气，为入肝之引使。或伴头痛，可予白芷、细辛等，以尽快解除患者不适，缓解畏病心理。

华教授指出，本病调养需要时日，而且患者多畏惧中药口感不佳，这就需要在选药时，设身处地为患者着想，尽量避免味道特殊、感观不佳者，以增加患者的服药依从性。

（2）调畅情志以安神：中医强调形神兼顾的治疗模式，尤其本病与患者的情绪、心理状态等有密切联系。华教授十分重视患者的精神调节，认为现今随着生活方式的改变，更年期妇女较以往承担了更多的责任和压力，如应对职场工作关系、处理夫妻关系、抚养子女、赡养照顾老人等，又与其自身生理变化相叠加，或更容易出现抑郁、焦虑等情况。因此应劝解患者树立积极向上的生活态度，乐观从容地应对这一特殊时期，同时应尽量取得患者家属的协助，部分客观现状或很难改变，但家庭的有效支持对于患者有相当的精神慰藉和帮助。

（参考《江苏中医药》2014年第4期"华明珍从肝论治女性更年期心脏病的经验"）

整体观在心悸病治疗中的运用

人是一个有机的整体,脏腑之间也是一个相互联系的整体,在生理上既分工又合作,共同完成各种生理活动,发生病变时,脏腑之间又会相互传变,彼此影响。心系疾病虽病位在心,但在生理病理上与其他脏腑密切相关,五脏功能息息相关,不能孤立分割。

心系疾病病位在心,但与其他四脏相互生克制化,休戚相关,五脏之病均能相互影响而发病。其病机总属本虚标实,虚实夹杂,正虚为本,邪实为标,正虚责之于心、脾、肝、肾,邪实责之于痰瘀及寒凝、气滞等,各因素互相影响,互相关联,导致发病。临床所见多虚实夹杂,故必须严密观察病情,灵活掌握,按虚实主次缓急而兼顾同治,治病必求于本,标本同治,才是论治之关键。华明珍教授主张治疗过程中应详审五脏偏差,阴阳虚实气血状况,标本兼顾、综合治疗,方能获得事半功倍的效果。如心悸病的治疗无不体现整体观的运用。

心为君主之官,脾胃乃后天之本,生化之源,脾主中州,主灌四旁,如脾气失调,运化不健则不能奉心化血,导致心气不足、心血亏虚,可见诸虚损之证而气血不能养心。对于脾虚不能生化之证,华教授主张治疗当健脾以益气血,使气血充足,心得养而悸自除,方如下:太子参18 g,黄芪18 g,当归15 g,赤芍12 g,白芍12 g,郁金10 g,酸枣仁24 g,远志10 g,云苓10 g,龙眼肉10 g,麦冬15 g,川芎10 g,首乌藤18 g,苦参12 g,龙齿18 g,炙甘草10 g,方中太子参、黄芪、云苓、当归、龙眼肉补脾益血扶助正气以治其本,首乌藤、龙齿、远志宁心安神以治惊悸,血不足可见虚热之象,加用苦参、麦冬清热养阴以合阳,加用赤芍、白芍、郁金、川芎行气解郁、活血凉血以助血行。全方共奏健脾益气、养血安神止悸之功。

肝属木,木气冲和条达,则血脉流畅。若肝郁气滞,疏泄不利,气血失和,痰瘀气滞交阻,或兼肝肾阴虚,则阳亢生热,炼液为痰,痰热扰心,可见枢机不利,传导失职,心失所养。治疗以养血疏肝,定志安神。华教授自拟逍遥方如下:当归15 g,白芍15 g,柴胡10 g,云苓10 g,白术10 g,薄荷6 g,香附10 g,酸枣仁18 g,远志10 g,枸杞15 g,丹皮10 g,栀子6 g,甘草6 g,方中当归、白芍、柴胡、云苓、白术、薄荷、香附养血疏肝,健脾祛湿,丹皮、栀子清血分虚热以安心神,枸杞、酸枣仁补精血以养心,远志安神,甘草和中,全方共奏养血解郁安神止悸之功。

若后天失治失养日久波及先天,或先天禀赋不足,均可导致心病及肾,或肾病及心,终致心肾同病。肾乃全身阴阳气之根本,肾阴不足,水不济火,心阳独亢,则心悸不宁;肾阳不足,则心阳亦虚,阳虚饮结水泛,格阳于外,均可致心悸病的发生。

若肾阴不足,不能上济心火,必致心火独亢,热扰血脉,心神失养,可见心悸、胸闷、烦躁、舌红少苔、脉弦细数等。方用华教授自拟滋水复脉饮如下:生地黄12 g,熟地黄12 g,山萸肉12 g,炒山药12 g,炒丹皮12 g,云苓9 g,泽泻9 g,炒川连6 g,肉桂2 g,当归9 g,酸枣仁15 g,丹参12 g,白芍12 g,生龙骨12 g,生牡蛎12 g,五味子9 g,甘草3 g,方中生地、熟地、山萸肉、炒山药、炒丹皮、云苓、泽泻、当归、枣仁、丹参、白芍滋补心肝肾之精血养阴以制阳,少量肉桂以温化精血,使肾水上腾以济心火,炒川连清心君之亢热,生龙牡、五味子收敛固涩使心火下潜,心肾阴阳相交、水火既济则心悸自除,全方共奏清热养阴止悸之功。

如肾阳亏虚,必致心阳不振,命门火衰。心阳不振,寒邪内生,凝滞血脉,心神失养,可见心悸、胸痛、胸闷、气短、畏寒肢冷、唇甲青紫、舌胖有瘀斑、脉沉而涩等。治以温补心肾阳气,活血行滞以止悸。方用华教授自拟强心复脉饮加味:太子参15 g,麻黄6 g,附子6 g,细辛3 g,川芎10 g,赤芍12 g,柏子仁12 g,远志10 g,云苓10 g,丹参15 g,黄芪18 g,苦参15 g,甘草6 g,方中太子参、麻黄、附子、细辛、云苓、黄芪温补心肾阳气,川芎、赤芍、丹参活血祛瘀,柏子仁、远志宁心安神,苦参清虚热治悸以治其标。诸药合用,共奏温阳散寒、益气养心、化瘀行滞止悸之功,使肾阳得复,心阳旺盛,气血流畅,心有所养,则悸痛自止。

由此可见,心悸的发生发展与脾、肺、肝、肾等脏腑的功能失调及脏腑失调所产生的痰浊、瘀血、水湿、气滞等致病因素息息相关。最终体现在心之气、血、阴、阳失衡而发生病变。因此本病治疗须注重脏腑同治,阴阳相配,不拘一脏治五脏,注重五脏相关,以平为期、以和为贵,协调全身脏腑功能,方为治病求本之治,方能切实提高疗效。

总之,心悸病位主在心,但与其他四脏相互生克制化,休戚相关,其病机多属本虚标实,虚实夹杂,正虚责之于心、脾、肝、肾功能失调,邪实责之于热、痰、瘀、水、寒凝、气滞等实邪扰神,各因素互相影响,互相关联。临床治疗必须严密观察病情,详审五脏偏差,根据机体气血阴阳、寒热虚实状况,分清虚实、标本、主次、缓急而灵活运用,治病必求于本,才是论治之关键,方能获得事半功倍的效果。

对心系病的病因病机认识及治疗特色

华明珍教授治疗心系疾病有着丰富的经验,治疗效果佳,笔者通过跟随华教授学习后,临证也有些许体会,现将华教授对心系病病因病机的认识特点及治疗特色总结如下。

一、病因病机

1. 正气虚弱为发病根本 重视正气在发病中的重要作用。心五行属火,为火脏,主阳气。心的主要功能是主血脉和藏神,而这些功能,都以阳气为根本,正气一虚,则诸病生焉。

2. 气机不畅为重要环节 不仅重视正气虚衰在发病中的重要作用,而且认识到正气一虚,则易招致外邪侵袭,或气虚而生郁滞,所以重视补正气的同时兼调畅其气机。

3. 重视调理脾胃以治心病 脾主运化,为气血生化之源,又主统血,能统摄血液运行脉中,脾的运化功能正常,则生化血液的功能旺盛,血量充足,则心有所主,其统血功能正常,则血行脉中而不逸出脉外。心和血脉中气血之盈亏,实由脾之盛衰来决定。脾胃健运,水谷精气上输于肺,形成宗气,贯心脉以助血行。

在气机升降方面,心火下交于肾,肾水上济于心,而脾胃居中,具有脾升胃降的生理特点,为阴阳水火上下升降之枢纽,如朱震亨在《格致余论》中说道"脾胃……能使心肺之阳降,肾肝之阴升"。只有脾胃健运,才能"清阳"出上窍、发腠理、实四肢,"浊阴"走五脏。《素问·刺禁论》言:"肝生于左,肺藏于右,心部于表,肾治于里,脾为之使,胃为之市。"认为肝、肺、心、肾四脏之气的升降出入是以脾胃为枢轴的。

4. 重视脏腑间的互相影响 人是一个统一的整体,脏腑之间在生理上互相为用、相互制约,病理上互相影响,心的病变可以影响到其他脏腑,而其他脏腑的病变也可以影响到心,心病常见二脏及多脏同病,虚实错杂。心病的病位虽在心,但与肾、脾、肝和肺等都有密切关系。胆为中正之官,决断出焉,与心神关系密切,从心主神志这方面影响心病的发生。肝主藏血,主调畅气机,而心主血脉,从行气行血方面影响心病的发生。心肺同居上焦,其气相通,肺气助心气推动血行,所以,肺脏气机升降正常则血行正常。脾胃为后天之本,气血生化之源,若脾胃虚弱则气血生化无源,无力升清气于心肺,则致气血亏虚而发为心病。

二、治疗特色

1. 治疗原则　治法总则为"不足则补,有余则泻",此为病之总纲,治之大法。

2. 治疗方法

(1)重视补不足的方法:补不足诸法不仅包括温补中气、温补脾肾等方法,还包括润养上焦、滋益荣卫、补血益心等方法。

(2)重视攻邪兼以扶正:有余则泻非单指攻邪,而是攻邪兼以扶正,或先扶助正气,后图攻邪,此乃治心病的重要组方思路。

(3)重视标本兼治:对于邪气侵袭、心神不安诸证,则镇神调心,对于瘀血阻滞或痰热扰神等证,强调益气与活血化瘀同用,或益气与清热化痰同用,重视标本兼治。

(4)重视调顺阴阳:对于阴阳气不相顺接诸证,则应调顺阴阳,如:交通心肾、交通水火的方法。

三、组方用药特色

1. 重视培补脾胃之气　常用人参培补元气,用茯苓、白术、甘草甘缓补中,补脾胃之气,温而不燥,补而不滞。用黄芪可引中焦脾胃之气上升心肺,以补心肺之不足。《黄帝内经》有"宗气贯心脉以行呼吸"之说,而宗气来源于脾胃,故而补脾胃即可补心气。陈皮可适用于中焦气虚,有湿有滞,和胃降浊,使该升者升,该降者降,使气得补而免生郁滞。加葛根可升提阳明经气,且有升阳作用,扶助心之阳气。

2. 重视调畅气机　脾胃气机不畅致全身气机升降出入不畅,也是影响心之气机的重要因素。故用桔梗、橘皮、前胡、厚朴、杏仁条畅胸腔心肺的气机,此外,常用理气药还有防风、升麻、木香、柴胡、槟榔等,可见在心病的各理气药应用中,以升提发散和调畅脾胃气机药为主,提示心之气机不畅多因为外寒侵袭,阳气郁闭,或自身阳气虚衰不能使心主之气血运行布达全身所致。

3. 重视安神药的应用　"心藏神"，主神明。神，是指人体生命活动及其外在体现，如《灵枢·本神》曰："血气已和，营卫已通，五脏已成，神气舍心，魂魄毕具，乃成为人。"心神安定，则心脉搏动规律，血脉调匀。君主失明，心神不安，则心中惕惕，心悸易惊，久则心气不畅，血脉不调，故各种心病又多有心神不宁的表现，因此治疗过程中注重安神药的运用。

4. 活血化瘀药的合理运用　血瘀是胸痹心痛的主要矛盾，血行失畅，脉络不利，而致气血瘀滞，胸阳不振，心脉痹阻，不通则痛，发为胸痹。自宋代开始，活血化瘀法被广泛用于胸痹心痛的治疗；明代医家在继承前人经验的基础上，创制了大量活血化瘀方剂；清代是活血化瘀法应用的鼎盛时期，王清任、唐宗海等医家总结了前人的经验，使血瘀证治疗的理、法、方、药趋于完备。活血化瘀药的合理运用在心病治疗中发挥重要的治疗作用。

冠心病气虚证的论治浅析

气虚证是中医认识冠心病的重要证型要素之一,这主要与本病的发病人群、起病原因、病程进展等诸多因素有关。以气虚证为主者,常见心胸阵阵隐痛、胸闷气短,动则益甚,伴心中动悸,倦怠乏力,神疲懒言,面色白,或易出汗,舌淡红,体胖且边有齿痕,苔薄白,脉虚细缓,或结或代。现结合华教授的论治经验浅述如下。

1. 发病因素 冠心病的发病因素与劳逸、饮食、情志、衰老等方面有关。就劳逸而论,"劳则气耗"(《素问·举痛论》),肺脾之气首当其冲,而过度安逸,失于振奋,同样也会导致功能的减退,如"久卧伤气"(《素问·宣明五气》)。就饮食而论,《素问·痹论》言"饮食自倍,肠胃乃伤",尤肥甘油腻之品,不仅加重脾胃负担,耗其正气,更易于酿生痰饮湿浊等病理产物而痹阻心脉。就情志而论,如长期过度思虑劳神,则耗伤精气。况且衰老日至,而"六十岁,心气始衰,苦忧悲,血气懈惰,故好卧"(《灵枢·天年》),生命规律如此,更不耐诸起居不节之戕伐。

2. 病机分析 "运血者即是气"(《血证论·阴阳水火气血论》),而气虚证主要涉及心、肺、脾。此证主因心气不足以鼓动,气机怠惰,且帅血无力而血行不畅,故见心胸隐痛、胸闷气短等。劳则耗气,加重其虚,诸症益甚。心气不足,心机失用而心脏搏动、脉管舒缩失于节律,以致心中悸动不安,脉虚细缓,或结或代。心气难以推动血液运行,人体诸脏腑及心本身失于濡养,见倦怠乏力,应其华而见面色白、晦滞,并所藏之神失其清明而神志衰惫,懒于言辞。另责于肺、脾气虚。脾胃运化水谷精微功能失常,则心气无以后继,并见脾虚证候,诸如纳差、便溏、肌肉瘦削,或见舌淡而边有齿痕、脉濡弱等。肺气不足则助心推动无力,并见汗出、易感等肺气亏虚的征象。

气虚易致瘀血、痰浊等。气虚而行血无力,致血液运行迟缓,流行不畅,或成瘀积。瘀血不仅失于血的濡养作用,且易于阻滞气机,加重血液运行障碍,而心气亏虚,更可留滞于心,见心痛如针刺,固定不移等。脾气亏虚,运化水谷障碍,而水湿内生,凝聚为痰。《景岳全书·杂证谟·痰饮》言:"盖痰涎之化,本由水谷,使果脾强胃健,如少壮者流,则随食随化,皆成血气,焉得留而为痰"。痰饮为有形之邪,且心气亏虚而易痹阻于心,加重血气运行不畅。

气能生血,不仅血液化生需营气等为物质基础,也需要气作为动力;血亦养气,血运行濡养全身,为气的生成和功能活动提供营养。气血同源而相互资生,病理上亦相互累及。营血亏虚,心神失养,神不守舍,而见悸动不安、失眠健忘、神倦乏力,并唇舌色淡、爪甲不荣、脉细弱等全身血虚失养证候。且瘀血内阻,新血不生,恶性循环而加重病情。

3. 论治分析　论治以补益心气为主,兼顾脾、肺。

代表方剂保元汤(《博爱心鉴》)。人参大补元气,养心安神,且补脾益肺;黄芪善益脾肺之气,且趋向偏升、主动,而升举清阳。使以甘草补气和中,助参、芪益气。少佐肉桂,不仅鼓舞气血生长,且温通血脉而运行气血,并引诸药入血,合生姜温中散寒去湿。全方大补元气,尤补后天以气血生化有源,而心气得以资助,且得芪以升举于上,得桂以引导入血,契合胸痹病机,故为心气不足之代表方剂。

气虚而肺脾不足,可参考补中益气汤(《脾胃论》)。此方亦选参、芪、草大补一身之气,并白术健脾助运,陈皮理气和胃,当归补养营血,佐以柴胡、升麻,引清气上行。张锡纯的升陷汤(《医学衷中参西录》)主"大气下陷",尤宜气短不足以息等症。

气虚而瘀血内生,单纯益气而瘀血不除,单纯祛瘀或正气更伤,宜参考补阳还五汤(《医林改错》),重在补气以气旺血行而治本,诸药活血以祛瘀通络而治标。气虚而血行不畅,阴邪凝滞,可参考黄芪桂枝五物汤(《金匮要略》),黄芪益气,桂枝温通,以气旺血行,并芍药养血和血。气虚而化生痰浊,可选用十味温胆汤(《世医得效方》),半夏祛痰化浊,枳实破气除痞,陈皮理气燥湿,茯苓健脾渗湿,草、枣、姜和中培土,并人参、熟地、五味子、酸枣仁、远志补益之品,并可酌加活血祛瘀之品。

气能生血,血亦养气,血旺而气足。对于健忘、失眠多梦、头晕目眩、唇甲色淡、面色无华者,须养血益气以安心神。可选养心汤以黄芪、人参等益气,合五味子补肾纳气宁心,归、芎补血和血,并枣仁等安神定志。另有归脾汤(《重订严氏济生方》)重在补养心脾,使生化有源,益气生血,尤宜心脾气血亏虚者。

冠心病与心包络受邪辨析

心包络受邪与现代医学的冠状动脉粥样硬化在概念上有着近似之处,但是如果以心包络受邪来分析冠心病心绞痛的辨证论治,是不严谨的。

1. 心包络所指 由于古文表达特点的简约性和模糊性,"心主""心包络"和"膻中"在许多语境中通用。心包络不属于五脏六腑。《灵枢·经脉》因一脏一腑的经脉论述方式,论及"心主手厥阴心包络之脉",并在理论形式上将心包络与三焦放在了互为表里的地位上,但不同于对其余脏腑所属经脉称谓的固定形式,如"心手少阴之脉""三焦手少阳之脉"。《灵枢·经脉》言"包络者,心主之脉也",此明确解释了心包络与心主的关系。且"诸邪之在于心者,皆在于心之包络"(《灵枢·邪客》),所以后世多论及心包络受邪,而非心主受邪。也有其他观点,如"主"在《说文解字》中解释为"灯中火主",火苗是灯中最关键的部位,自然不可伤,所谓"主不明则十二官危"(《素问·灵兰秘典论》)。至于其位置,《灵枢·胀论》言:"膻中者,心主之宫城也。"

2. "心包络受邪"不能解释冠心病心绞痛 心包络为脉,易与冠状动脉相混淆。就解剖基础而言,心包络为脉,是与西医学的冠状动脉最接近的概念。"心包络,包心之膜络也。"(《类经·经络类》)冠状动脉是供给心脏血液的动脉,起于主动脉根部,分为两支,行于心脏表面。对比可见,两者的解剖位置很相似。就病理机制而言,冠状动脉疾病,以动脉粥样硬化为多,病理因素导致管腔狭窄或阻塞,导致心脏缺血、缺氧而引起心脏病。心包络受邪,为代心所受。如果将心包络的概念局限于供心所需血之脉络,则脉络不通可致胸痹心痛,如《临证指南医案·胸痹》某案"痛久入血络,胸痹引痛"。在此认识基础上,冠状动脉与冠心病的关系,心包络与心病的关系,有类似之处。

但是,中医学的认识方法决定了中医的脏腑与西医的脏器有着明确的不同。因此以藏象学说为根基的中医治疗体系,不可能局限于附和西医的解剖基础及病理生理学理论。

中医论"脉","经脉者,所以行血气而营阴阳,濡筋骨,利关节者也"(《灵枢·本脏》),"脉道以通,血气乃行"(《灵枢·经脉》)。因此,姑且认为"血"与"血液"是近似的概念,而"脉"所通行为"血"与"气",而非单纯的"血"。此气可主血之运行，"血非气不运"（《医学真传·气血》）。因此，心包络即便是运行气血的功能，也并非等同于西医学的冠状动脉的血液运行。

就心包络的功能而言，也与冠状动脉的功能相去甚远。"心者，君主之官，神明出焉……膻中者，臣使之官，喜乐出焉。"（《素问·灵兰秘典论》）可见，膻中或心包络有其特定的职能，尽管为心之所主，可以看作心主神明的部分体现。即"内以心为一脏，而未及心包络一脏，盖以心为主而统之也"（《黄帝内经灵枢注证发微》）。西医学中，可以认为冠状动脉供给心脏所需，而将心脏的功能间接归功于冠状动脉，但西医学的精神功能直接由神经系统控制，而非心脏。

就心包络的病变症状而言，心包络之病尽管可能包括心痛、胸闷等症状，但仍多以神志异常为主。《灵枢·经脉》论心主手厥阴心包络之脉，"是动则病手心热，臂肘挛急，腋肿，甚则胸胁支满，心中憺憺大动，面赤，目黄，喜笑不休"。尤其温病学派受"心不受邪"观点的影响，深入分析心包病变，如"热入心包""痰热蒙蔽心包"等，更以神志异常为主症。西医学的冠心病心绞痛，尽管可能并存抑郁状态等神志改变，但仍以胸前区疼痛等为主要症状。

因此，中医之心与西医之心脏不同，中医之心包络与西医之冠状动脉不同。尽管现代医学对冠心病心绞痛的病理机制与心包络的相关内容相近，但是目前，在以《黄帝内经》等为基础建立起来的中医理论指导下，不能支持单纯以心包络受邪解释现代医学的冠心病心绞痛的疾病状态。以历代医家的治疗经验积累为基础的中医临床治疗中，也不能仅以心包络为治疗靶点。

当然，心包络与心的关系密切是毋庸置疑的。因此心包络，可作为冠心病心绞痛证治的切入点之一。如《备急千金要方》："胸痹心痛，灸膻中百壮。穴在鸠尾上一寸。忌针。""膻中者，为气之海"（《灵枢·海论》），为调理气机的重要穴位。膻中穴，心包络经气聚集之处，属于心包经的募穴，为奇经八脉中任脉的经穴，八会穴之一的气会穴。

活血化瘀于冠心病的用药浅述

心主血脉,若寒凝、气滞等阻滞血行,或气虚帅血无力等,皆可致血停滞而为瘀,瘀血痹阻心脉,发为胸痹心痛,治疗当予活血化瘀。此为中医认识冠心病的重要病机学说之一。另有行气活血、补气活血等兼治法,此处不再赘述。

1. 古代文献用药 古方活血化瘀以治疗心痛胸痹,由来已久。如明代王肯堂的《证治准绳》,在诸痛门中用失笑散及大剂量红花、桃仁、降香等活血理气止痛,治疗死血心痛。清代陈念祖的《时方歌括》用丹参饮活血行气,治疗心腹诸痛。王清任的《医林改错》用血府逐瘀汤活血化瘀通络,治疗胸痹心痛。值得注意的是,《临证指南医案》中明确地提出了"痛久入血络,胸痹引痛"。药用炒桃仁入心、肝经,破血行瘀,兼润燥通便;延胡索、川楝子行气畅血,长于止痛;木防己除痹止痛;桂枝、葱辛温通阳。此方调气和血,重在调理心肝,通阳宣散,以胸中为主治,为典型的胸痹血瘀证范例。

古代方剂中,活血养血者,如当归、丹参;散瘀止痛者,如延胡索、三七、桃仁、红花、乳香、没药、五灵脂、蒲黄等;破血通经者,如莪术、鬼箭羽。还有药食兼用的苦酒、血肉有情的虫类药等。另外,亦有他药兼活血通经之效者,如酒温阳通经活血、山楂消食化积祛瘀、麝香芳香活血通经等。

2. 现代临床用药 现代临床上,丹参、川芎、当归、红花、赤芍、三七、桃仁、水蛭等最为常用。一者,冠心病心绞痛病患已久,多正虚邪实夹杂,祛邪不宜伤正,且血瘀多痹阻络脉,因此,破血消癥类相对少用;二者,服药的长期性,需要增加药物的适口性,以增加患者的依从,故常回避药物性味、感官不佳者。

草木之品,如丹参,入心、肝经,养血活血祛瘀,而一味丹参,功同四物,且"能活血,通心包络"(《本草纲目》)。《时方歌括》丹参饮仍为常用,以丹参为君活血祛瘀不伤正,辅以檀香、砂仁行气以助血行。现代制剂如复方丹参片、复方丹参滴丸等。当归味重气轻,亦补血活血,尤与川芎相配伍。川芎,善行气活血,为"血中之气药"(《本草汇言》)。赤芍,自《本草经集注》始分于芍药,"芍药赤者小利,俗方以止痛,乃不减当归",现多取其行血凉血。桃仁活血祛瘀,润肠通腑;红花活血通经,散瘀止痛,为活血祛瘀的常用配伍。如上,皆可看作化自桃红四物汤。牛膝,苦、酸,平,逐瘀通经,引气血下行,为血府逐瘀汤使引之药。郁金,辛、苦,寒,善活血行气而凉血清心解郁,合木香以活血行气,合菖蒲以清心解郁。有医家以郁金合丁香,虽为"十九畏"之一,而郁金寒降以理血祛瘀,丁香辛散温通向上以调气,为田喜勇等人经临床观察认为可行。山楂消食化积,而有活血之功,于冠心病心绞痛并见高脂血症等为常用。

虫类药物多善通络,而现代方剂中水蛭最为常用。水蛭,出自《神农本草经》,"主逐恶血瘀血"。《神农本草经百种录》言其"性又迟缓善入,迟缓则生血不伤,善入则坚积易破,借其力以攻积久之滞,自有利而无害也。"西医学从水蛭提取的水蛭素,是凝血酶的特异抑制剂,具有很强的抗凝血作用。《中药学》言水蛭"祛瘀之性甚为峻猛,善于通经水、消癥瘕,非血瘀顽固,他药难以奏效者,不可轻用"。地龙,咸,寒,善通络,清热,利尿,药用历史悠久,《神农本草经》即有记载,且价格相对低廉,亦为临床所常用。

现代用药较古方仍有不同。如三七,古代多用于外科、骨伤科 妇产科等,《本草纲目》所列举的"金刃箭伤,跌扑杖疮,血出不止者……亦主吐血,衄血,下血,血痢,崩中,经水不止,产后恶血不下,血运,血痛,赤目,痈肿,虎咬,蛇伤诸病"。现亦取其活血祛瘀不伤正,补益强壮而不壅滞,较多地用于冠心病心绞痛。银杏叶,药用历史较短,为胸痹心痛类证古方所未见。《中华本草》认为银杏叶"活血养心",其相关制剂银杏叶片、银杏叶滴丸、舒血宁注射液等为临床常用。

冠心病所伴失眠的中医论治

由于冠心病本身的疼痛等症状可直接影响睡眠质量,尤静息性心绞痛患者,病程长,发作症状严重影响患者生活质量,患者常有沉重的心理压力,也可影响睡眠质量。且冠心病多发生于中老年人,因过劳、衰老等原因本就为失眠的高发群体,如此可以理解为何临床上冠心病伴失眠患者非常多见。而冠心病患者处于失眠状态,容易出现焦虑情绪,增加机体的耗氧量,常导致心绞痛程度加重;冠心病患者因心悸、胸痛等症状,可加重心理负担而致失眠,如此恶性循环,导致病情加重。因此,改善失眠症状对冠心病患者十分重要。

西医学治疗常予镇静催眠药,但此类药物有依赖性、成瘾性等不良反应。且冠心病伴失眠机制复杂,涉及多系统、多途径,而镇静催眠药作用机制单一,往往无法满足治疗需求。另一方面,苯巴比妥类镇静催眠药与冠心病常规用药的阿司匹林合并用药,可使阿司匹林的代谢加快,降低药效。而中医的论治体系充分兼顾心主血脉和心藏神志,以整体观念为指导,多靶点、多途径干预冠心病所合并失眠的症状。

冠心病,大致属于中医学"胸痹心痛"的范畴,直接病因常为心脉痹阻不畅,不通则痛,而表现为胸前区发作性憋闷、疼痛。心脉不畅责之虚实,或因痰浊、瘀血、气滞、寒凝等实邪痹阻,或因气虚无力推动血行、阳虚而阴寒凝滞、阴虚而虚火灼阴等。且各种病因病机可同时存在,交互为患。中医常以阴阳论述失眠。《类证治裁·不寐》说:"阳气自动而之静则寐,阴气自静而之动则寤,不寐者病在,阳不交阴也。"此可与仲景以"阳微阴弦"论治胸痹心痛并举,但阴阳之义理难明。《景岳全书·不寐》对失眠的病机论述更为平实,言:"盖寐本乎阴,神其主也,神安则寐,神不安则不寐。其所以不安者,一由邪气之扰,一由营气之不足耳"。

1. 去邪气所扰,通血脉而除痹　冠心病病程中所见的气滞血瘀、痰浊痹阻或痰火内扰等,可致脏腑气机升降失调,阴阳不循其道,阳气不得入于阴,所致心神不安而失眠。治当去其邪而神自安。具体治法常与冠心病的中医论治相一致。如血府逐瘀汤活血化瘀,《医林改错》曾以此治疗"夜不安者,将卧则起,坐未稳又欲睡,一夜无宁刻"。黄连温胆汤清化痰热,和中安神。

2. 补营气不足,养心安神 冠心病虽以标实为急,多以本虚为基础,尤其缓解期以扶正补虚为务。且冠心病多见于中老年人,年过四十而阴气自半。失眠作为冠心病的合并症,因虚所致者常见心肾阴虚、心肝血虚、心脾两虚。

《景岳全书·不寐》曰:"真阴精血之不足,阴阳不交,而神有不安其室耳"。心肾之真阴精血不足,虚热内盛,心脉失养无以养神,则发为不寐。天王补心丹滋阴清热,养血安神,主治心肾阴虚血少。方中重用生地黄,入心养血,入肾滋阴,壮水以制虚火;天冬、麦冬、玄参滋阴清热降火,酸枣仁、柏子仁养心安神,当归补血润燥;茯苓、远志、五味子养心安神;人参补气以生血,安神益智;丹参清心活血,使补而不滞,则心血易生;朱砂镇心安神;桔梗载药上行以入心;方中当归、丹参补血活血,亦为冠心病常用。

《金匮要略》有载:"虚劳虚烦不得眠,酸枣仁汤主之"。此主治肝血不足,虚热内扰,血不养心所致的失眠,常伴有心悸盗汗、头目眩晕、咽干口燥、脉细弦等症状。方中酸枣仁为主药,补益肝血,柔肝而司疏泄,心血亦能充盛,而心神得养,且酸能敛汗,而"汗为心之液"。助以川芎行气活血,益疏泄之职;知母清热降火,滋阴除烦;茯苓宁心安神,健脾益气;甘草调和诸药。

《医学心悟·不得卧》说:"心血空虚卧不安者,皆由思虑太过,神不藏也,归脾汤主之。"脾主水谷运化,为气血生化之源,上养于心而神安。归脾汤以黄芪、白术、甘草、当归、白芍、大枣益气健脾,养血补心;枣仁、远志、茯神、菖蒲、首乌藤、珍珠母养心安神;川芎活血理气,木香行气舒脾。

3. 养成良好的生活习惯 《素问·上古天真论》描述"上古之人,其知道者,法于阴阳,和于术数,食饮有节,起居有常,不妄作劳,故能形与神俱。""形与神俱"充分体现了中医对人体的形体结构、生理功能和心理状态和谐统一的美好期望,而得益于良好生活习惯的养成。正如《景岳全书·不寐》所说:"饮浓茶则不寐,心有事亦不寐者,以心气之被伐也。"失眠也当注意生活起居等的调护。如按时睡觉作息,睡前不饮浓茶、咖啡和抽烟等,保持心情愉快及加强体质锻炼。

阴虚与冠心病浅述

阴虚是中医论治冠心病的重要方面,这也得到了冠心病易患因素理论的印证,现结合华主任的临床经验浅述于下。

1. 阴虚是冠心病发生发展的重要病理基础　冠心病大致属于中医学"胸痹心痛"的范畴,主要病位在心。主要患病人群在 40 岁以上,如《素问·阴阳应象大论》所说:"年四十而阴气自半,起居衰矣。"可见冠心病的发病与阴精亏耗有密切的关系。心肾相交,且肾为一身阴精之本,心病之阴虚尤其与肾阴亏虚有关。如《景岳全书》云:"心本乎肾,所以上不宁者,未有不由乎下,心气虚者,未有不因乎精。"肾阴亏虚,不能上济心阴,而心失所养,"不荣则痛",或心火独亢,扰乱心神而发病;肾精亏虚,生血不足,血脉干涩,"无水行舟"而发病,即"脉者……涩则心痛"。正如《杂病源流犀烛》所云:"肾水足而后心火融,肾水不足,必致心火上炎,而心与肾百病蜂起矣。"

西医学研究认为,高血压、糖尿病、高脂血症、A 型性格等都是冠心病的易患因素,而以上皆以阴虚为主要病机。肝肾阴虚,水不涵木致肝阳上亢,气血逆乱,血脉瘀阻,心脉运行滞涩失于充养而形成阴虚阳亢证,多见于高血压合并冠心病患者。糖尿病、高脂血症等代谢类疾病与阴虚关系更为密切,因胃阴亏耗,或肝肾阴虚,肝阳偏亢克土而伤及脾胃,可致脾胃运化失司,水谷精微不归正化而聚湿生痰,阻滞脉络,久郁化热,加重阴伤,或因过用燥湿化痰而更加耗伤阴液,皆可伤及心脉。A 型性格多个性好强,固执而好争辩,易冲动急躁,常处于紧张状态而具有攻击性。这与阴虚内热证常见的虚性亢奋表现一致,阴虚而虚火上炎,耗伤阴津,血滞为瘀,阻滞心脉而形成阴虚火旺证。

冠心病病机在阴虚的基础上复杂多变。阴虚可致阳气亏虚。阴阳互根互用,互为消长,相互转化,阳以阴为物质基础,阴虚易致阳虚。且阴虚亏耗而生燥热,伤及脾胃之阴,则后天运化乏源,而致阴阳气血两虚。阴虚可致变生痰浊、瘀血,如心阴虚,子病犯母,累及肝脏疏泄失职,而气机不利,血行不畅;或母病及子,心病犯脾,脾运失司,聚湿成痰;或阴虚内热,虚火自旺,"血受热则煎熬成块"(《医林改错》),或虚火炼液为痰,均可形成有形实邪阻滞心脉。阴虚生内热,兼痰浊、瘀血等阻滞,郁而化热,久则热聚成毒,热毒日久又会耗伤阴液,加重阴虚。

2.冠心病阴虚证论治

（1）药物治疗：阴虚，当滋阴补虚。主要病位在心，心肾相交互济，治疗也宜兼顾心肾。而补益之品多滋腻，可合用行气活血类药物，以使气血畅达，补益而不留滞。另外，滋阴药物性偏寒凉，多与温通气血的药物性味相左，应注意配伍用量。方如天王补心丹、六味地黄丸、二至丸等。

滋阴补虚，辅助人体正气，有助于祛除痰浊、瘀血等病理产物，可达到扶正祛邪、邪去正安的治疗目的。阴虚与瘀血、痰浊等实邪关系密切。一方面，滋阴补虚有留邪之弊，治疗当分清标本缓急。另一方面，由阴虚所致痰浊、瘀血等，滋阴补虚也有利于改善。阴津充足是保证脉道滑利、血运畅行的重要条件，正如《读医随笔》所说："血犹舟也，津液者水也。"若阴虚津亏，脉道失于濡润，血行涩滞，留而为血瘀。滋阴补虚，水津充沛，血始能行，防治瘀阻心脉，可予女贞子、制首乌、白芍、酸枣仁、枸杞子、五味子等滋阴，合丹参、三七粉活血。同时，部分滋阴补虚药物本身也可能兼具活血通脉的作用，如《名医别录》称地黄"补五脏，内伤不足，通血脉，益气力"。滋补阴精之亏，恢复脾胃运化，水谷归于正化而化生精微，痰浊则无所由生。如以沙参、麦冬、玉竹、酸枣仁、地黄等以滋阴，丹参、当归、赤芍等活血，并延胡索、香附行气。心阴亏虚，虚火内生，煎血成块，炼津成痰，郁久成火，当予滋阴清热解毒，以阴制阳。药如生地、玄参、黄连等清热凉血，泻火解毒，或丹参活血祛瘀而清心除烦。

（2）生活调护：具体措施主要是对阴虚相关的冠心病易患因素的干预。包括避免精神过度紧张、劳逸结合、保持良好的作息习惯、克服 A 型性格的弊端；节制饮食，避免肥甘燥烈之品；积极控制糖尿病、高血压等基础疾病。可予西洋参、玉竹、麦冬等滋阴补虚药膳以调养。

气血与胸痹的关系

气是构成人体的最基本物质。人体是自然界"天地之气"的产物,故《素问·宝命全形论》曰:"人以天地之气生,四时之法成""天地合气,命之曰人"。《难经·八难》说:"气者,人之根本也。"人体之气,又有元气、营气、宗气、卫气之不同。元气根于肾,由肾中精气所化生,是人体生命活动的原动力和最基本物质。宗气由胸中吸入的清气与水谷精微结合而成,积聚于胸中,具有走息道、行呼吸和贯心脉、行气血的功能。《灵枢·邪客》说:"宗气积于胸中,出于喉咙,以贯心脉而行呼吸焉。"营气是行于脉中而具有营养作用的气,来源于脾胃运化的水谷精微,具有化生血液和营养全身的作用。《素问·痹论》说:"营者,水谷之气也。"《灵枢·邪客》则说:"荣气者,泌其津液,注之于脉,化以为血,以荣四末,内注五脏六腑。"卫气运行于脉外,主要由水谷精气所化生,具有护卫肌表,防御外邪,调节腠理开合、排泄汗液、温养脏腑和肌肉皮毛的功能。而分布于某脏腑或经络之中的气,是构成各脏腑、经络的基本物质,推动和调控着各脏腑、经络进行生理活动。人体之气在生理状态下通过升、降、出、入的运动形式,发挥着推动、温煦、防御、固摄及气化的作用。

血是循行于脉中的液态物质,富有营养,濡养周身,亦是维持人体生命活动、构建人体的基本物质之一。《素问·调经论》强调说:"人之所有者,血与气耳。"血主要由营气和津液组成,《灵枢·决气》所说:"中焦受气取汁,变化而赤,是谓血。"说明了在血液生成的过程中脾胃的重要地位和作用。血具有滋润并营养全身脏腑组织的生理功能,《难经·二十二难》将血的这一功能概括为"血主濡之"。人体各个脏腑、官窍、组织只有在血的濡养作用下生理功能才得以正常发挥。《素问·八正神明论》言:"血气者,人之神。"说明血同时又是人体精神意识及思维活动的物质基础。在血的濡润营养下,各个脏腑所主之情志才能维持在正常范围,保持人体正常的精神意识思维活动。

气属于阳,血属于阴,两者相互依存、相互为用。二者之间,有着"气为血之帅""血为气之母"的关系。在水谷精微物质转化生成血的过程中,是由气的运动变化促成的,故说气能生血。气机旺盛,则化血的功能强盛,血液生成就多,则机体气血旺盛、脏腑功能强健,若气虚衰少,则化生血的功能减弱,血液生成减少,机体气血不足,脏腑功能减弱。气推动血在脉管内运行,气虚则运血无力,气滞则血行滞涩,血行迟缓而形成瘀血。血在脉管中循行而不会逸出脉外,赖于气对血的固摄作用,如果气虚而固摄血液的作用减弱,可导致血液逸出脉外的各种出血性疾病。所以气对于血具有推动、温煦、化生、统摄的作用。血在给气以充分营养的同时,又是气的载体,气须依附于血和津液才能存在并发挥功能。如果气失去所依附的阴血,就会浮散无根,无法正常运行。所以血对于气,具有运载和濡润的作用。故《难经·二十二难》概括气血的生理功能为:"气主煦之,血主濡之。"

华明珍教授指出疾病发生的根源归根结底在于气血失和,致病的各种内外因素都会导致机体气血异变,病变虽有在表在里之别,有在经在络、在脏在腑之异,实则均为气血失和在人体不同部位的具体征象。故《素问·调经论》指出:"血气不和,百病乃变化而生。"《灵枢·口问》谓:"夫百病之始生也,皆生于风雨寒暑,阴阳喜怒,饮食居处,大惊卒恐,则血气分离,阴阳破败,经络厥绝,脉道不通,阴阳相逆,卫气稽留,经脉虚空,血气不次,乃失其常。"胸痹之疾与气血的密切关系主要在于"心主血脉"的生理功能上,正如《素问·痿论》中说:"心主身之血脉";《素问·五脏生成论》说:"诸血者皆属于心";《灵枢·经脉》说:"手少阴气绝,则脉不通。脉不通则血不流……故其面如漆柴者,血先死。"《难经·三十二难》认为心肺独居膈上的原因在于:"心者血,肺者气,血为荣,气为卫,相随上下,谓之荣卫,通行经络,营周于外,故令心肺在膈上也。"说明气血的输布与上焦心肺关系密切。胸痹发生亦在于气血失和致心脉痹阻,胸痹之虚证尤以气虚、阳虚多见,气虚则推动、温煦血液的功能减弱,血必因之而凝滞而成气虚血瘀之证;如血虚则气亦随之而衰少,而成气血两虚之证;胸痹之实证,则因于外邪、痰浊阻滞经脉,或内伤情志,致气机郁结,气不行血,而成气滞血瘀之证。所以华明珍教授在治疗胸痹疾患时,强调调和气血是基本原则和核心内容,正如《素问·阴阳应象大论》云:"定其血气,各守其乡,血实宜决之,气虚宜掣引之。"《素问·至真要大论》则曰:"谨守病机,各司其属,有者求之,无者求之,盛者责之,虚者责之,必先五胜,疏其血气,令其调达,而致和平,此之谓也。"说明治病求本,关键在于疏其血气,令其通畅调达,各守其位,人体失调之阴阳才能趋于平衡而恢复正常。

痰浊与胸痹的关系

水、湿、痰、饮都是人体津液代谢障碍形成的病理产物,或有形如咳吐出来的痰液,或无形而停滞于脏腑经络之间,并有清稀和稠浊之分。肺主宣降,通调水道;脾主运化水液;肾阳蒸化水液并推动水液运行;肝主疏泄,促进津液的运行输布;三焦则是水液代谢的通路。所以各脏腑功能失调都会引起水液代谢障碍。华明珍教授认为,痰湿的产生主要与肝、脾、肾三脏功能失调有关。

肝主疏泄,调畅气机,协调人体中气机升降出入的平衡,若肝气郁结,失于调达,可使水液停滞,凝聚成痰湿,或者肝郁化火,火盛灼津为痰,或者肝气横逆克土,使脾土运化水湿失职,造成痰湿凝聚为患。

"脾为生痰之源",无论何脏先受损,日久均可伤及脾阳,脾失健运,水液不能正常运化代谢,都会引起痰湿的形成。脾喜燥恶湿,如若施治不及时,则痰湿又成病因,继而进一步困阻脾阳,使脾运更弱,痰湿水饮积聚不化。张介宾曾指出:"夫人之多痰,皆由中虚使然,果使脾强胃健,如少壮者流,则水谷随食随化,皆成气血,焉得留而为痰?"他还进一步分阶段描述了脾虚水谷不化的情况:"惟其不能尽化,十留一二,则一二为痰,十留三四,则三四为痰矣,甚至留其七八,则但血气日消,而痰涎日多矣。"

肾主水,人体的水液代谢过程离不开肾的气化蒸腾作用,水液只有通过肾阳的蒸腾气化才能使得清气上升于肺,布散于全身,使浊气下降至膀胱,生成尿液,排出体外。明代王纶有言:"痰之本,水也,原于肾。"若肾阳虚衰,蒸腾气化作用衰弱,水液不化,水湿代谢失常,可湿聚成痰;又因命门火衰,不能温暖脾土,则脾气虚,运化失职,更使水湿停聚,生痰生湿;或者肾阴亏虚,阴虚内热,虚火煎灼津液,炼液为痰。

华明珍教授认为,以往对于胸痹的中医治疗中,活血化瘀法应用较多,并且也有很多研究,但相当一部分患者仅仅通过活血化瘀治法并不能有效改善胸痹症状,这就说明心脉痹阻之因,除瘀血之外,另有重要的致病因素,这就是痰浊为患。从肝气的疏泄异常、脾失健运、肾气亏虚失于气化开合,到气血失调、气机逆乱和阳气虚衰失于温煦,都会影响到人体"水液"的正常代谢,从而在体内异常堆积,湿聚而成痰浊之邪,所以古人有"液有余便为痰"(《成方便读》)之说。痰浊厚重黏滞,阻滞血脉,进而阻碍气血的运行,痹阻心阳,甚则与瘀血纠结为患,使瘀血难于消散。痰浊是胸痹最重要的病理产物,这又可以从本病发生的外在因素饮食方面来加以认识。《素问·生气通天论》说:"味过于甘,心气喘满。"长期恣食膏粱厚味或醇酒肥甘,蕴湿生热,酿成痰浊,痰聚胸中,阻滞脉络,胸阳不展,心脉痹阻,发为本病。至于瘀血,从相当程度上说是继发于痰浊而产生的。华明珍教授结合现代西医的一些基础研究和多年丰富的临床经验,认为"痰"是胸痹发生发展的重要基础,先有"痰"才有瘀,在胸痹的治疗中,治"痰"要贯穿整个治疗过程,在胸痹治疗的许多阶段,治痰重于治瘀往往能起到更好的疗效,只有黏滞阴浊的痰邪消散,才能使心阳恢复,气机运行顺畅,瘀血才可得化。所以在治疗方面,华明珍教授把治"痰"提到了一个很高的理论层面,化痰为主或痰瘀同治,是胸痹治疗过程中的有效经验,正如尤怡在《金匮要略心典》中所说:"阳痹之处,必有痰浊阻其间耳。"

祛痰化浊于冠心病的用药浅述

痰浊痹阻,常因中焦运化不利,水谷精微不归正化,酿生痰浊,随气流行,上蒙清阳而见胸闷,痹阻脉络不通而为疼痛,甚则蒙蔽心神。且痰浊既成,又可困脾,加重中焦运化不利,后天生化无源,不能化生水谷精微以养诸脏,而见乏力困倦等。临床上,华教授重视痰浊痹阻的治疗,辨证常以舌苔厚腻为主要依据,与其他诊法相合参。具体治法上,一则,痰湿阴邪痹阻上焦,气机不利,而血脉失畅,神机失用,治以祛痰宣痹,利气开窍;二则,中焦或因气虚,或因痰饮食积,运化不及,上焦亦虚,以燥湿温运,使气血生化有源,中焦枢机复利,上焦亦得温运。现浅述用药于下。

1. 入上焦心肺祛痰利气　痰浊痹阻,不通则痛,治当祛痰逐痹者,代表方如《金匮要略》瓜蒌薤白组方。瓜蒌味甘,微苦,性寒,清热涤痰,宽胸散结。《本草纲目》释"张仲景治胸痹痛引心背,咳唾喘息,及结胸满痛,皆用栝楼实,乃取其甘寒不犯胃气,能降上焦之火,使痰气下降也。"薤白,辛苦,温,兼具辛散温通苦降之性,宜祛痰宽胸,通阳逐痹。瓜蒌、薤白豁痰通阳,理气宽胸,瓜蒌质润而通下,薤白辛温以通阳,为传统药对。

痰浊善蒙蔽清窍,如心胸闷胀不舒,头目昏蒙者,治当祛痰开窍,如菖蒲、天竺黄等。菖蒲,味辛苦,性温,化湿开胃,开窍豁痰,醒神益智。《滇南本草》以其"治九种胃气,止疼痛。"天竺黄,甘,寒,归心、肝经,清热豁痰,凉心定惊。

心肺同居上焦,肺主气,心之行血有赖于肺气宣发肃降正常,而助心行血,故治宜兼顾。如桑白皮,甘、寒,归肺经,善泄肺平喘,利尿消肿,因而可用其调理胸中气机和水液代谢的作用。

2. 入中焦脾胃祛痰化积　脾为生痰之源。故祛痰化浊,须调理中焦脾胃,以清化痰源,如橘皮、半夏、苍术等。另有消食化积者,如麦芽、神曲、红曲等。一则祛除食积之痹阻;二则为他药佐助,或助行气,或助补益。

二陈汤为和中祛痰的代表方剂。橘皮,味苦辛,性温,善理气健脾,燥湿化痰,"去胸中寒邪,破滞气,益脾胃"(《医学启源》),方如《金匮要略》橘皮枳实生姜汤。或以橘红,味辛苦,性温,燥湿利气消痰。半夏,味辛,性温,燥湿化痰,降逆止呕,消痞散结,方如《金匮要略》瓜蒌薤白半夏汤。茯苓,味甘淡,性平,善补心益脾,渗湿化痰,《神农本草经》认为其"主胸胁逆气,忧恚,惊邪,心下结痛,寒热烦满,咳逆,口焦舌干,利小便",《神农本草经疏》分析"胸胁逆气,邪在手少阴也;忧恚惊邪,皆心气不足也;恐悸者,肾志不足也;心下结痛,寒热烦满,咳逆,口焦舌干,亦手少阴受邪也。"方如《金匮要略》茯苓杏仁甘草汤。另如苍术,味辛苦,性温,亦善燥湿运脾。或以白术,味辛,性温,健脾益气化湿,方如《金匮要略》人参汤。

消食化积之品,亦调理中焦。神曲,味甘辛,性温,健脾和胃,消食调中,也有古法取其糊药丸以利于消化,如《圣济总录》丹砂丸以"水煮陈曲糊为丸"。红曲,味甘,性温,类神曲健脾消食,而可活血化瘀。其"甘温色赤,入营而破血,燥胃消食,活血和血"(《本草备要》)。《本草纲目》谓其"本草不载,法出近世,亦奇术也"。山楂亦主消食健脾,行气散瘀,方如《金匮翼》加味二陈汤。麦芽,味甘,性平,行气消食,健脾开胃,"其发生之气,又能助胃气上升,行阳道而资健运,故主开胃补脾,消化水谷及一切结积冷气胀满"(《神农本草经疏》)。

从心病辨治谈整体观

整体恒动观是中医治疗的精髓所在,是中医独特理论体系的主要特点。

中医学认为,人体是一个有机整体,构成人体的各部分,在结构上是不可分割的,在功能上是相互协调相互为用的,在病理上是相互影响的。同时也认识到人体与自然环境、社会环境的统一性。这些观点应该贯穿在治未病到发病,从治疗到预后的各个环节,即贯穿于临床治疗的始终。

人体是由许多组织器官构成的。脏腑、经络、肢体、孔窍和气血津液,虽各有不同的生理功能,但都不是孤立的,而是相互联系的,从而形成了一个以五脏为中心,配合六腑,联系五体,五官九窍等的五个生理系统,并通过经络,纵横广泛分布以贯通内外上下,运行气血津液,滋润并调节各组织器官的活动,从而形成人对自身的有机的整体性认识并体现于生理病理和诊治等各个方面。心病的诊断与治疗亦是在整体观的指导下进行的。

心主血脉,心生血(心有奉心化赤的作用),所以与血、脉有关的疾病常从心辨治,而心病则常从血脉来辨治。如胸痹心痛常常由心脉痹阻、心血不足等方面入手。血、脉的病变则从心之气血阴阳之虚损、偏盛偏衰等角度着手。

心主神明,凡是与神志有关的病变,常从心考虑。如失眠、癫狂、郁证、痴呆,温病中邪闭心包、热入营血等证常考虑为心神被扰、心神失养、心窍被蒙蔽等,多采用安神定志、开窍醒神等治疗方法。

心开窍于舌,其体在面,故与舌、面有关的疾病亦可从心论治。舌红、舌痛、舌有溃疡等可考虑心火上炎,采用清心火治疗。舌淡、面白可考虑心血不足,采用补血养心之法。面、舌色暗,甚青紫,考虑心血瘀阻。

心在液为汗。许多自汗、盗汗的病人除了从气虚、营卫失调、湿热蕴结等方面考虑外,尚可从心气虚、心阳虚辨证。大汗亡阳之危证,常是心阳暴脱的危候。

心与小肠为脏腑关系,心经实火可下移于小肠,反之小肠有火亦可循经脉上熏于心。小肠有火,治疗上通过清心火可利小便。如心火亢盛,可通过利小便以泻心火。

心与其余四脏又有着相互为用、相互影响的作用,临床辨证时应全面考虑,整体论治。如心血不足,除有血虚的症状外,尚可有心神的改变。心神的病变又可致血虚,影响他脏则可见肝气不舒,脾失运化等证,如耗伤阴津,肾水不能上济心阴,心火独亢于上而出现心肾不交的症状。

治疗上亦应本着整体观的思想,如心血虚时,补心血的同时,应考虑养心神、健脾、疏肝等药物。

所以整体观为疾病辨证、诊断、治疗、预后提供了思路。它不仅是中医基础理论,亦是临证治疗的思路方法。特别是对疑难病的治疗常常显示出整体观的优越性,体现出中医的魅力。

华明珍教授诊治胸痹中的"治未病"思想

中医学"治未病"的预防思想早在《黄帝内经》中就有记载,《素问·四气调神大论》指出:"是故圣人不治已病治未病,不治已乱治未乱,此之谓也。夫病已成而后药之,乱已成而后治之,譬犹渴而穿井,斗而铸锥,不亦晚乎。"华明珍教授非常推崇《黄帝内经》中"治未病"的养生思想,认为这是强身防病亘古不变的黄金法则。随着医学的不断发展,虽然许多疾病已经可以得到有效治疗和控制,但绝大多数已成之疾病,因病程长、成因复杂、病因积累过程漫长、患者个人体质等诸多因素,无法单纯依靠医学得到根治,最有效的方法是防患于未然,通过各种有效措施消除各种致病因素对身体的伤害,只有这样才能真正实现人类的健康长寿。

胸痹之疾虽然与人体的衰老和先天因素有关,但是除去衰老和先天遗传这些不可抗拒的自然因素外,现今更多的胸痹患者往往是因为不能注重身体的保健保养,使胸痹疾患过早发生,严重影响着生活和生命质量。胸痹患者往往在未患病前,或贪凉饮冷致寒邪内藏;或恣食肥甘厚腻、暴饮暴食、饥饱无常致脾胃损伤、痰湿内生;或长期忧思恼怒致心血暗耗;或劳心劳力、缺少休养,致气血耗伤。当众多致病因素作用于人体,长期不能祛除,又没有相应的应对措施,身体必然不堪受其损伤而发病。所以未病先防,首先要从身体健康无病状态时日常的生活起居调养开始。《素问·上古天真论》说:"其知道者,法于阴阳,和于术数,食饮有节,起居有常,不妄作劳,故能形与神俱,而尽终其天年。"这些养生法则提示我们在健康状态下,就应顺从自然界阴阳交替盛衰和四时气候变化,维持人体与自然的和谐统一,人体阴阳与自然界阴阳变化协调统一,才能身强体壮,正气充盛,而能有效抵制各种病邪侵犯。

未病先防还体现在对于已经发生的疾病要早遏其路,治病于未传、治病于未盛。《灵枢·逆顺》说:"上工,刺其未生者也。其次,刺其未盛者也。其次,刺其已衰者也。下工,刺其方袭者也,与其形之盛者也,与其病之与脉相逆者也。故曰:方其盛也,勿敢毁伤,刺其已衰,事必大昌。故曰:上工治未病,不治已病。"当疾病微显端倪时,能早期诊断并掌握疾病由表及里、由浅入深的发生发展规律,进行早期治疗,可以阻断疾病自然进程、防止疾病传变恶化,将疾病消灭在萌芽阶段。对于危急重症,如果无法立即祛除病因,也要果断救危截变,尽力阻断病邪深入的进程,以争取时间、创造条件,为进一步有效治疗做好准备。在病邪基本消除、正气尚未完全恢复的初愈阶段,则应谨防疾病复发。而疾病后期的生活起居调护和饮食调理可有效预防疾病的复发或慢性迁延,促进机体康复。

西医学把"治病救人"奉为医学目标,并且为此目标一直在努力研究、探索各种治疗疾病的方法,在某种意义上讲,这种医学是把"已病"作为治病的目的。而祖国医学则把"治未病"列为医学的目标,并为此目标,在这种"未雨绸缪、防微杜渐"的预防思想指导下进行临床的实际诊疗工作,往往事半功倍、疗效显著。应该说"治病于未然"才是医学的最高境界。

华明珍教授诊治胸痹中的整体观

　　华明珍教授在临证诊治疾病的过程中,非常重视中医学的整体观念,将"天人相应、天人合一"的理论渗透于疾病诊疗的各个方面。华教授强调诊治疾病应结合气候变异、自然环境、个人生活及饮食习惯、社会关系、工作性质、个人体质,需要因时、因地、因人甚至因事制宜。人体五脏之气的运动变化实际就是人体顺应自然气化过程中的五种不同表现形式。《素问·脉要精微论》描述四季的不同脉象为:"四变之动,脉与之上下,以春应中规,夏应中矩,秋应中衡,冬应中权……阴阳有时,与脉为期……春日浮,如鱼之游在波;夏日在肤,泛泛乎万物有余;秋日下肤,蛰虫将去;冬日在骨,蛰虫周密,君子居室。"说明常人之脉,随着春夏秋冬四季的更迭,对应自然界阳气的生发、外散、内收、潜藏,相应表现为春弦、夏钩、秋毛、冬石的变化。《素问·四气调神大论》说:"阴阳四时者,万物之始终也,死生之本也,逆之则灾害生,从之则苛疾不起。"当人的生活起居、劳作休息反常,使人体的阴阳交替与自然界的变化不相一致,或自然界的各种因素变化异常时,就会导致人阴阳失衡、气机紊乱而发生疾病。所以,人的生活习惯、起居劳作往往是重要的致病因素。故《素问·调经论》在概括病因分类时说:"夫邪之所生也,或生于阳,或生于阴。其生于阳者,得之风雨寒暑,其生于阴者,得之饮食居处,阴阳喜怒。"所以,人作为自然界的产物,生命活动与自然环境息息相关,不能与自然规律相违背。

　　《灵枢·五变》说:"夫同时得病,或病此,或病彼……一时遇风,同时得病,其病各异……匠人磨斧斤,砺刀削斫材木。木之阴阳尚有坚脆,坚者不入,脆者皮弛……夫一木之中,坚脆不同,坚者则刚,脆者易伤,况其材木之不同,皮之厚薄,汁之多少,而各异耶……凡此五者,各有所伤,况于人乎?"说明在同样的病因作用下,因各人的体质、脏腑、气血、阴阳各不相同,其患病的种类和疾病的表现也会完全不同。因此,在治疗疾病时,一定要考虑患者在年龄、性别、体质、饮食生活习惯、居住环境、性情心理的差异,并把疾病所处的特定时间因素、地域因素考虑进去,才能在治疗上区别对待,因人而异。这从实质上否定了人体疾病的孤立性,说明人体自身疾病与自然界的各种因素互相关联、相互影响,是把产生疾病的内外因素综合归纳总结的结果,是非常典型的整体观思想。关于脏腑的实质,是构成这个脏器并维持其功能活动的气,除了供养这一脏器之外,同时也参与与此脏具有密切关系或属络于此脏的所有组织和器官的功能活动。例如心气,除了是心的功能活动的物质基础外,同时也参与脉、舌、手少阴心经等官窍、组织的功能活动。如果心气发生变异,除了可以表现为心的功能异常,舌、脉和手少阴心经也必然会通过异常表现来提示心气的变化,这也是中医学"有诸内必形诸外"的整体思想的诊断思路。

就人体本身而言,人体又是一个有机的整体,某个脏腑、经络、官窍的功能活动不是孤立的,而是整体活动的一个组成部分,各脏腑之间通过经络为联系通道,在气血津液环周全身情况下,相互传递着各种信息。心为五脏六腑之大主,故心与其他四脏在生理功能、病理机制上有着密切关系,心病的发生不仅仅是心本脏的病变,往往是由于受其他四脏的病变累及影响所致。心与肺之间的关系,主要表现在心主血脉和肺主气、司呼吸之间的关系上。"诸血者,皆属于心""诸气者,皆属于肺",气和血互用互存的关系,通过心主血和肺主气的功能表现了出来。肺主宣发肃降和"朝百脉",能促进心血的正常运行,为"气为血之帅"的功能特征;心血的正常循行,能维持肺司呼吸、气体交换功能的正常运行,使呼吸之气有血为依托,不致耗散无根,《难经》说"呼出心与肺",这也是气舍于血的功能体现。因此肺气失于宣肃或者肺虚气弱,均可影响心血运行,使心血运行迟涩,脉道不利,导致胸痛、胸闷、心悸、气短,甚或舌紫唇青等血瘀心脉的病理表现。心主血,脾统血,脾为气血生化之源,心与脾的关系主要表现在血的生成及运行方面。如果思虑过度,脾气因思而气结,则脾运化水谷功能受损;若忧思劳累伤脾,脾气虚弱,运化无权,则气血生化乏源,气血生成衰少,或脾气亏虚,统血无力而致血液不能循经而妄行外泄,均会造成心血不足,导致眩晕、心悸、失眠、体倦乏力、神疲等血不养心的证候。心主血而肝藏血,肝主疏泄,肝通过藏血及疏泄功能调节着人体的精神、意识及思维活动,协助心完成主神志的功能。肝有所藏,则心血充盛,肝不藏血,或肝失疏泄,郁结化火伤阴,则心血运行失常,心无所主,而会出现心烦失眠、胸闷、五心烦热、心悸、胁痛、目视不明等心肝血虚、心肝阴虚、心肝火旺等证候。心与肾的关系,则为心火必须下降于肾,肾水必须上济于心的"心肾相交、水火既济",如果"心肾不交、水火失济",则会出现心悸、怔忡、心烦、失眠、腰膝酸软等心肾不交的证候。所以华明珍教授在胸痹的治疗过程中强调应在整体观指导下进行辨证施治,胸痹不能独治心,要审查病人的体质、阴阳、气血、疾病发生的诱因、与气候环境的关系,避免

"只见树木,不见森林"的弊漏,并依据心与脾、肺、肝、肾其他四脏的生克制化关系,及在脏腑相关理论的指导下,才能审证求因,有的放矢。临证治疗胸痹疾患,纵横联系五脏,具体运用补肺健脾、平补肝肾、疏肝理气、平衡阴阳、调理气血各种方法,才能标本兼治,效果斐然。

华明珍教授从肝论治胸痹

肝与心在经络上密切相关，《医贯》曰："凡脾、肾、肝、胆各有一系，系于心包络之旁，以通于心。"足厥阴肝与手少阴心经在咽喉及目系相交，手少阴心经、手厥阴心包经又和足厥阴肝经于胸中相遇交汇，因此，心肝两脏通过互通之经络相互联属、互相影响。《素问·脏气法时论》论述："心病者，胸中痛，胁支满，胁下痛，膺背肩胛间痛，两臂内痛"。其所描述的心病疼痛所牵涉胸、胁、肩、背等部位的放射痛与肝、胆经循行部位正好一致，说明胸痹发病与肝有关。

心主血脉而肝主藏血，心藏神而肝主疏泄、调畅情志。《素问·五藏生成》云："肝藏血，心行之，人动则血运于诸经，人静则归于肝脏。"阐述了调节各脏腑组织血量及血流分配的作用，是由肝的藏血功能实现的，肝是贮藏血液、调节血量的重要脏器。肝属木，心属火，木生火，二者母子生化有序，功能关系密切。清·王士雄《归砚录》云："火非木不生，必循木以继之。"肝藏血充足，疏泄有度，则心行血机能可正常进行。当各种原因导致心需血量加大、心肌耗氧增加时，肝脏可把所藏血液加大输送，以供应心的供血量，营养心肌，满足心脏做功耗能增加的需要。若肝脏藏血功能失常，则无法有效调节心脏的血供，脉道不充，心血亏虚，心失濡养而发生胸痹心痛。因此陈士铎在《石室秘录》中提出了"心悸非心病也，乃肝血虚不能养心也"的见解。

心主行血，为一身血液运行的枢纽，心具有主血脉和推动血液在脉管内运行的功能。血液在脉道中循行，虽然依赖心气的推动，但离不开肝的疏泄，即肝的疏泄功能直接影响气机调畅，心与肝两者相互配合，才能共同维持血液的正常运行，故《血证论》曰："木气冲和条达，不致遏郁，则血脉得畅。"可见肝气的舒畅条达能使血脉畅通无阻，只有肝木之疏泄功能正常，气机顺畅，血液在脉道中才能通畅循行。肝脏疏泄失常，无论是肝的疏泄不及还是疏泄太过，均会影响肝气的条达，导致气机不畅，则气、血、津液的转运和输布受阻形成肝气郁结证，气机郁结，血行不畅、津液不化，可形成诸如瘀血、痰浊、湿热等病理产物，各种病邪交织，有形的实邪痹阻心脉，心气行血不利，心脉痹阻，便会发生胸痹心痛。故《明医杂著·医论》说："肝气通则心气和，肝气滞则心气乏。"

在中医理论中，肝为刚脏，五行属木，喜调达，恶抑郁，故"气血安和，万病不生,一有怫郁,诸病生焉"。《黄帝内经》概括肝的特性为"木曰曲直"。华明珍教授指出肝的阳刚之性和阴柔之性是从肝主疏泄功能体现出来的,胸痹发病与肝的联系也更多地表现在"肝主疏泄"的功能上。在血液运行方面,心主血,肝藏血,血液在脉中运行要依靠心气的推动,也需要肝的疏泄功能。肝以血为本,以气为用,肝的疏泄功能正常,则全身气机调畅,血的运行和津液的输布也会畅通无阻,心肝两脏相辅相成,使气血输送至身体各部分,满足人体活动的需要。肝失疏泄,气机郁结,气不行津,津液得不到正常的转运和输布,积聚为饮为痰,气滞则血涩,气不行血,致瘀血内生,由此水饮、痰浊、瘀血等病理产物可因肝的疏泄功能失调而形成,这些有形之实邪如果痹阻心脉,便会引发胸痹心痛。在精神情志方面,心主神志而藏神,肝主疏泄而藏魂,心肝两脏相互为用,相互依存,共同维持正常的精神活动。肝气条达,疏泄功能正常,则心情舒畅,气机调达,气血和顺,故薛己《薛氏医案》曰"肝气通,则心气和",心神旺盛,有利于肝主疏泄;肝疏泄有度,情志畅快,则心神安明。若情志不畅,精神抑郁,就会使肝失疏泄,导致气机逆乱,气血运行失调,心神失养,甚则心脉不通,心络瘀阻,即可形成"气留不行,血壅不濡"致胸痛发作,故相当一部分胸痹患者兼有焦虑、失眠、惊恐、郁怒等神志症状,与肝主疏泄、调畅情志的功能失调关系密切。肝与脾胃同居人体中焦,肝的疏泄功能影响脾的升清、胃的降浊,是脾胃气机正常升降的一个重要条件,只有肝脾调和,才能升降有常,气血调和。肝失疏泄,气机郁滞,郁生于气,又能害于气,则气郁血滞,血脉不畅。木郁土壅,肝郁克脾,肝脾失和,气血失和,脾胃受损,使中焦壅阻,脾胃运化功能失调,痰浊内生。由于肝气的调达与否与心的生理病理关系密切,华明珍教授在诊治胸痹的过程中,尤其注重诊察、疏理患者的肝气,善用柴胡、郁金、香附、枳壳等疏肝理气之药,使肝气调达,情志畅快,气血和顺,脾运健旺,则心气通、心血旺,胸痹心痛可有效缓解。

华明珍教授从肾论治胸痹

心肾同属于少阴经,《灵枢·经脉》云:"肾足少阴之脉,起于小指下……其支者,从肺出,络心,注胸中。"足少阴肾经的经脉循行路线显示,其有一分支从肺出,入心,注胸中,手少阴心经从心系向上循行入肺,故心肾二经在胸中交汇联络,通过肺的呼吸吐纳,二脏得以交流互通。并且,舌为心之苗窍,肾经夹舌本,说明心、肾二经通过经络紧密相连,相互呼应。

《周易》记载有:"水火者,阴阳之征兆也。"《素问·六微旨大论》曰:"相火之下,水气承之……君火之下,阴精承之。"《素问·金匮真言论》曰:"故背为阳,阳中之阳,心也……腹为阴,阴中之阴,肾也。"《灵枢·阴阳系日月》曰:"其于五藏也,心为阳中之太阳,肾为阴中之太阴。"《素问·刺禁论》:"心部于表,肾治于里。"《灵枢·五色》:"肾乘心,心先病,肾为应。"《素问·玉机真脏论》:"五脏受气于其所生,传之于其所胜,气舍于其所生,死于其所不胜……心受气于脾,传之于肺,气舍于肝,至肾而死……肾受气于肝,传之于心,气舍于肺,至脾而死。"《素问·五脏生成》谓:"心之合脉也,其荣色也,其主肾也。"可见心与肾的密切关系早在《黄帝内经》中就有诸多论述。华明珍教授指出心与肾的关系因于二脏经脉相连,五行相克,在生理病理关系上主要表现为精血同源、水火既济上。

心主血,肾藏精,精和血都由水谷精微所化生,同时精血又可以相互化生。《诸病源候论》云:"肾藏精,精者,血之所成也。"同时,促成血液生成和运行的原动力为肾中精气。若肾精充盛,血液得肾精补养得以化生旺盛,气血充盈,则各个脏腑得精血濡润滋养,可以发挥正常的生理功能;相反,肾精亏虚,则阴血化生乏源,气血亏少,脏腑失于精血之滋养,功能下降或紊乱,疾病乃生。因此,血虚者,可以益精补肾之法以使肾精充盛而补血;精亏者,可以补血养血之法以化血生精。

孙思邈在《备急千金要方》中提出:"夫心者,火也;肾者,水也;水火相济。"初步确立了心肾水火互济的理论。朱震亨则论曰:"人之有生,心为火居上,肾为水居下,水能升而火能降,一升一降,无有穷已,故生意存焉。"指出心在五行中属火,位居上焦属阳,以下降为和;肾在五行中属水,位居下焦属阴,以上升为顺。即在生理情况下,肾水虽然在下生精益髓,但同时要上济于心,以肾阴资助心阴,使心火不亢盛于上;心火虽然在上推动心的生理功能,但同时必须下降于肾,与肾水交济,温煦肾阴,使肾水不寒于下。同时,肾水之中寓有真阳,真阳上升而使心中之火得以化生;心火之中寓有真阴,真阴下降而使肾水不致乏源。故《慎斋遗书》有:"盖因水中有真阳,故水亦随阳而升至于心。盖因火中有真阴,故火亦随阴而降至于肾"的记载。可见心肾相互制约,互相为用。心肾相交,则阴阳、水火、升降处于动态平衡的关系之中,才可维持人体正常的生命活动。心为君火,肾藏相火,《素问·天元纪大论》曰:"君火以明,相火以位。"君火如若天之太阳,温煦一身人体;相火位居肾中,为君火发挥作用的根基。君相二火,相资互用,各安其位,上下交济。心阳充盛,则相火安;相火秘藏,则心阳充足。如果心与肾之间的水火、阴阳动态平衡失调,则表现为水不济火的阴虚火旺,或肾阳虚与心阳虚互为因果的心肾阳虚之证。

《素问·脏气法时论》中有"肾病者……虚则胸中痛"的描述,认为肾虚可发生胸中痛,为从肾论治胸痹心痛提供了理论依据。宋代《太平圣惠方·治心背彻痛诸方》中指出心背彻痛的原因是"脏腑虚弱,肾气不足,积冷之气,上攻于心"。明确指出了肾与胸痹心痛发病密切相关。张介宾则曰:"心本乎肾,所以上不宁者,未有不由乎下,心气虚者,未有不由乎精。"指出心气根源于肾气,心阳有赖于肾阳之温煦,心阴需要肾阴之滋养濡润。华明珍教授总结前辈医论,认为肾为先天之本,元气之根,肾藏精主生长生殖,内寄元阴元阳,肾阴肾阳为一身阴阳之根本,是人体生命活动的原动力,无论是脾的布散精微,胃的受纳腐熟,还是肺的宣发肃降,以及小肠的"泌别清浊",都需要肾的蒸腾气化才能完成,正如《医贯·玄元肤论》曰:"五脏之真,惟肾为根。"心阴心阳更是根植于肾阴肾阳,心气的盛衰间接反映着肾气的盛衰,心本脏的生理功能亦受肾气盛衰的影响。随年龄增长,肾中精气由充盛逐渐趋向衰退,天癸的生成亦随之减少,这本是人体符合自然规律的衰老过程,却也是胸痹发生的病因之一。胸痹患者,多为中老年人,随年龄增长肾阴肾阳皆衰减不足,后天脾胃的功能亦因衰老而运化不足,后天不能有效充养先天,先天精气益虚,心阳不得肾阳温煦,心阴失去肾阴滋养,心主血脉的功能必然下降,或心气心阳不足,不能鼓动血脉运行;或心血不足,不能滋养心神血脉;或心阴匮乏,阴虚则阳病,阴虚火旺,虚火扰心。部分年轻胸痹患者也可表现肾虚之证,则多是由于先天肾气不足,或劳心劳力过度伤肾,后天又失于调养,致肾气肾精不足,心失肾之温煦滋养而病,虽然外无衰老之象,但肾虚致胸痹的机制却是相同。《吴医汇讲·卷八》曰:"命门之火,即心火之根;肾水之精,即心精之源。"鉴于肾的功能与胸痹的发生发展密切相关,所以在胸痹的治疗过程中,华明珍教授时时考虑补肾,常在方中加用补肾药物,如枸杞子、山萸肉、黄精、熟地滋补肾阴,益精填髓;补骨脂、淫羊藿、仙茅、肉苁蓉、肉桂等温补肾阳,调节肾脏的功能,常可取得事半功倍的治疗效果。

谈华明珍教授从心脾相关性诊治胸痹的经验

《灵枢·经脉》言:"脾足太阴之脉……其支者,复从胃,别上膈,注心中""脾之大络,名曰大包,出渊腋下三寸,布胸胁"。《素问·平人气象论》说:"胃之大络,名曰虚里,贯膈络肺,出于左乳下,其动应衣,脉宗气也。"《灵枢·经别》曰:"足阳明之正……属胃,散之脾,上通于心。"《灵枢·经筋》载:"足太阳之筋……结于肋,散于胸中。"李东垣在《医学发明》中说:"脾经络于心"《黄帝内经太素》杨上善注曰:"足太阴脉注心中,从心中循手少阴脉行也"。所以心居于上焦,脾居中焦,虽然两者以膈为界,从形体上互不相连,但二者之间以脾胃之支脉、大络及经筋紧密关联,手少阴心经与足太阴脾经经气互通,相互影响。

五行关系中心属火,脾属土,火能生土,为母子相生之脏,从五行相生角度,心为脾之母,脾为心之子,两脏相生相依,母子为病,皆可相互传变。华教授分析,如果心气、心阳不足,火不暖土,则脾运失健,使水谷精微化生不足,气血生成衰少,此为"母病及子";而脾胃虚弱,气血生化乏源,心失气血濡养,致心脾两虚,或脾虚失运,痰湿水饮内生,循经脉上凌于心,或脾虚不运,宗气不足,无力推动血行,瘀血阻滞心脉,则为"子病及母"。

《素问·阴阳应象大论》曰:"心生血,血生脾"。《灵枢·决气》:"中焦受气取汁,变化而赤是谓血"。《灵枢·营卫生会》云:"人受气于谷,谷入于胃,以传于肺,五脏六腑,皆以受气,其清者为营,浊者为卫,营在脉中,卫在脉外""中焦亦并胃中,出上焦之后,此所受气者,泌糟粕,蒸津液,化其精微,上注于肺脉,乃化而为血,以奉生身,莫贵于此。"心主血而脾生血,心主行血而脾主统血,血成为心脾相关的重要媒介。心主一身之血脉,心血供养于脾,以维持其正常地运化机能,脾主运化而为气血生化之源,脾运健旺,血液化生源足,可保证心血充盛。脾胃居心下,脾土赖于心阳温煦,方能运化水谷,胃阳得心阳温煦,则能腐熟水谷,脾胃纳运正常,则气血生化有道,心之气血也得濡养,则心阳愈壮。如果脾虚运化失司,气血化源不足或脾虚统血无权,均可导致血虚心失所养,发为心悸、怔忡、失眠诸证,或发为不荣则痛之胸痹心痛。

脾主运化水湿,能把人体所摄入的饮食水谷经过吸收,转化为精微物质以滋养、濡润全身,如果脾运化水液的功能失调,水液不能被正常地布散而停滞于体内,便会产生水湿、痰饮等病理产物,如《诸病源候论》指出:"劳伤之人,脾胃虚弱,不能克消水浆,故有痰饮也。"张介宾说:"夫人多痰,皆由中虚使然。"脾虚痰饮不化,痰饮之邪循心脾互通之经脉上凌于心,心阳受水湿、痰饮之阴邪困扰,不能温煦推动,或痰浊水饮痹阻心脉,皆可发为胸痹心痛。

在气机升降方面,《素问·刺禁论》言:"肝生于左,肺藏于右,心部于表,肾治于里,脾为之使,胃为之市。"认为肝、肺、心、肾四脏之气的升降出入是以脾胃为枢轴的。心火下交于肾,肾水上济于心,而脾胃居中,具有脾升胃降的生理特点,是为阴阳、水火上下升降的枢纽,所以朱震亨在《格致余论》中说:"脾胃……能使心肺之阳降,肾肝之阴升。"《证治汇补》则曰:"五脏之精华,悉运于脾,脾旺则心肾相交。"可见只有脾胃健运,脾胃升降协调,才可心肾交通,水火既济,心神得安,心才能维持正常主血脉、主神志的生理功能。

《黄帝内经》中论述:"饮入于胃,游溢精气,上输于脾,脾气散精,上归于肺,通调水道,下输膀胱,水精四布,五经并行"。概括了人体水液正常代谢过程。"脾气散精"脾主运化水谷水湿,运化水谷精微,化生精、气、血、津液,提供足够的营养成分,使脏腑、经络、四肢百骸,以及皮毛筋肉得到充分的濡润滋养,才能维持正常的生理功能。运化水湿,是使水谷精微中多余的水分,能及时地转输至肺和肾,经肺、肾的气化功能,转化为汗液和尿液排出体外,所以脾的运化水湿功能健旺,可以防止水液在体内发生异常停滞,运化水湿功能减弱,必然会导致水液在体内异常停滞,产生湿、饮、痰等病理产物。李东垣的《脾胃论》中也论述如果脾不升清,则出现"谷气下流",从而生痰生湿。华明珍教授在胸痹的临证治疗过程中,特别重视"脾主运化水湿"功能对胸痹病证的影响,心与脾生理上通过经脉相连,母子相生,通过气血盛衰的关系互相影响,而"脾为生痰之源",脾虚运化失常,除了气血生化乏源,对心的不利影响,更表现在脾不运化,水湿痰饮内生上。内生之痰饮水湿,不但泛溢肌肤、流注四肢形成水肿,还会循经上凌于心,"痰湿水饮"即为"阳微阴弦"中"阴弦"之邪,心阳受水湿、痰饮之阴邪困扰,心阳不能温煦推动,或水湿阻滞经脉使气血流通不畅,痹阻心脉,均会引发胸痹病证。故华教授在遣方用药时常选用益气健脾、化痰祛湿的药物,如茯苓、白术、白蔻、半夏、陈皮等药,使脾气健运,水湿得消,阴邪得散,心阳振奋,心脉通畅。

华明珍教授对胸痹病因的总结

胸痹是中医内科临床常见疾病,临床以发作性膻中或左胸部憋闷、疼痛为主要表现,严重影响着人们的生命健康。华明珍教授在归纳前人经验及临证实践的基础上,总结胸痹的病因主要有以下几个方面。

1.寒邪内侵 《素问·举痛论》指出:"经脉流行不止,环周不休。寒气入经而稽迟,涩而不行。客于脉外则血少,客于脉中则气不通,故卒然而痛。"《素问·调经论》:"寒气积于胸中而不泻,不泻则温气去,寒独留则血凝涩,凝则脉不通。"指出胸痹心痛的病因与寒凝、气滞、血瘀有关。《脉经》曰:"厥心痛者,乃寒气客于心包络也。"《医学正传·胃脘痛》曰:"有真心痛者,大寒触心君,导致气血凝滞、邪气上逆胸中发病。"《济生方》:"寒气卒客于五脏六腑,则卒发胸痹。"以上均阐述了本病由阳虚感寒而发作,因人体阳气虚衰,阴寒之邪乘虚而入,寒邪内侵,胸阳受寒邪扼制,阳气益衰,胸阳不展,不能温通经脉,寒邪内凝,阻滞气机,血脉不畅而发为胸痛。故胸痹心痛每遇天气变化、骤遇寒凉均容易被诱发或复发。

2.年老体虚 《灵枢·营卫生会》云:"老者之气血衰,其肌肉枯,气道涩。"《灵枢·天年》曰:"气血虚,脉不通。"《素问·举痛论》:"脉涩则血虚,血虚则痛,其俞注于心,故相引而痛。"说明气虚血亏,心脉失养,不荣则痛,可致胸痹心痛发生。唐·孙思邈在《备急千金要方》中指出"人年五十以上,阳气日衰,损与日增,心力渐退。"叶桂亦指出:"若夫胸痹者,但因胸中阳虚不运,久而成痹。"《素问·上古天真论》:"五八肾气衰,发堕齿槁。"《素问·阴阳应象大论》:"年四十,而阴气自半也,起居衰矣。"肾是人体的"先天之本",藏真阴真阳,为五脏六腑阴阳之根基。肾阳虚衰则不能温煦五脏阳气,也是引起心阳虚衰、心气不足的原因之一,心脉失于心气、心阳之温煦,鼓动无力致痹阻不通;肾阴亏虚,则不能濡润、滋养五脏之阴,可使心阴内耗,心阴亏少,心脉失于濡润,或肾水不能上济于心,心火偏旺,炼津为痰,痰热痹阻心脉而发心痛。故胸痹多发生于中老年以后,这与年老体虚、肾阴肾阳虚衰、脏腑功能衰退、气血化生不足有着密切的关系。

3.饮食失节 人体摄入饮食水谷后,经过脾胃受纳、转化,化生为精微物质,再通过肺的转输散布于脉,营养全身,从而为机体各个脏腑组织的正常功能活动提供物质基础。脾胃为气血生化之源,后天之本,主运化水谷和水湿,如平日恣食肥甘厚味、暴饮暴食、醇酒过量等,超出脾胃运化功能的正常调节范围,可导致脾胃损伤,不能正常运化水湿,则化痰生湿,痰浊内生,痹阻于心脉,则发胸痹心痛。水谷入于胃,五味各走其脏,《素问·五脏生成》:"……是故多食咸,则脉凝涩,血变色。"《灵枢·五味》云:"血与咸相得,则凝。"《素问·生气通天论》则曰:"味过于甘,心气喘满。"可见饮食五味不均,偏嗜某味,亦可致瘀血、气滞,使心脉痹阻不畅而成胸痹。

4. 劳逸失度　身体做适当的肢体运动、力所能及的体力活动,可促进气畅血行,促使脾胃维持正常的运化水谷精微及运化水湿功能,从而不会产生水饮痰浊。如果人体处于过于安逸不动的状态下时间过长,则会身懒肢乏,气血不行,损伤脾胃的运化功能,不能运化水谷精微及水湿痰浊,则水饮痰浊内生;而如果劳累劳心过度,超过了人体的正常承受能力,则会损伤正气、耗伤元气,元气虚衰则不能正常充养心气,心气内亏;劳心劳神过度,则使心气脾气耗伤,心血暗耗,可致心脾两虚,心脉不充,气血亏少,而致心脉失养。故过度安逸、过度劳累,均可损伤脾的运化功能,脾不运化水谷则气血化生无源,致心气虚心血虚;脾不运化水湿,则水饮痰湿内生,阻滞心脉致心脉失畅,均可致胸痹病成。

5. 情志失调　中医病因病机理论里原有七情内伤致病之说,这是各种疾病致病的重要原因之一,胸痹之病也不例外。忧、思、喜、怒、悲、恐、惊七种情志,是人类在社会活动过程中为适应内外环境变化从生理角度产生的正常情志反应和心理活动,是正常人在适应周围环境的生理活动下都有的情绪体验,一般情况下不会因为短时或轻度的情绪波动导致或诱发疾病。但是如果七种情志活动中的任何一种情志反应太过或是不及,超出人体生理和心理的自我调节能力和适应极限,均可导致人体机能失调和不同脏腑精气损伤。思虑过度伤脾,脾运失健,气机郁结,气不行津,聚津为痰,痰又反阻气机,导致气血运行滞涩,经脉阻滞,则心脉阻痹。而肝气与心气相通,肝气滞则心气涩,郁怒伤肝,肝郁气滞,气滞则瘀血形成,或肝郁日久化火,灼津为痰,痰阻心脉,均可成胸痹之疾。正如《三因极一病证方论》云:"皆脏气不平,喜怒忧思所致,属内所因。"所以七情太过,不能及时疏导不良情绪情志,是引发本病的常见原因。

综上所述,各种病因均可导致胸痹疾患的发生发展,只有正确认识了病因,才能有的放矢,进行有效治疗,更能追本溯源,从根源上预防与延缓胸痹的发生发展。

温通阳气于缓慢型心律失常的治疗经验

中医学治疗缓慢型心律失常有着独特的优势,华教授认为,阳气不振是其重要的病机要素,当治以振奋阳气。

1.缓慢型心律失常的现代医学认识 缓慢型心律失常是心血管疾病中的多发病。冠心病、心肌病、心肌炎和心包炎引起窦房结急慢性缺血、炎症浸润等引起窦房结功能异常。风湿性心脏病、高血压心脏病、结缔组织病等也可引起病态窦房结综合征。有房室传导阻滞,也可能出现缓慢型心律失常的情况。尤其随着现今逐步进入老龄化社会,缓慢型心律失常逐渐受到人们的重视。

缓慢型心律失常症状不一。轻者,可仅表现为心慌、记忆力减退、乏力和运动耐量下降;重者,则可出现心、脑、肾等重要器官供血不足的症状,引起心绞痛、一过性黑蒙或晕厥、少尿;晚期甚至可因心脏停搏或继发心室颤动而导致患者死亡。

西医的药物治疗常缺乏长期有效的治疗作用,主要是短时间应用 M 受体阻滞剂或 β 肾上腺能受体兴奋剂以提高心室率,但易产生焦躁、失眠等不良反应。有效的治疗方式是采用心脏起搏器治疗,但价格相对昂贵,患者不易接受。因此,中医学可充分利用自身优势,在缓慢型心律失常的治疗上发挥一定的作用。

2.阳气不振是缓慢型心律失常的重要病机要素 缓慢型心律失常的临床表现以脉象为基本要素,以迟脉多见,可并见沉、细、结脉。另见心慌、胸闷、乏力等临床症状。心主血脉,本病的主要病位在心。治疗可参考中医学中"心悸""胸闷""怔忡""厥证"等病症。

心主血脉,心阳推动气血运行,心阳不振则鼓动气血无力,血行缓慢,脉象迟缓,即"迟者为阴"(《素问·阴阳别论》),气血周行缓慢而脏腑经络不得温养,见疲乏衰惫之态。而心阳根于肾阳,肾阳为一身阳气之本,"五脏之阳气,非此不能发",而温煦全身脏腑形体官窍。老年人肾阳渐衰,伴见怕冷、眩晕、腰酸腿软等症状者,或因久病而耗气伤阳,阴寒内生,寒凝滞涩,阳气不舒。肾阳虚则不能上助心阳,可致心阳不振而发病。即"人年五十以上,阳气日衰,损与日至,心力渐退"(《千金翼方》)。可见心肾阳虚为主要病机,阳虚鼓动无力而气滞,不能推动血行而为血瘀,不能促进水液代谢而为痰湿,气滞、血瘀、痰浊痹阻而加重阳虚。因此,振奋阳气为重要的治疗方面。

3. 振奋阳气是缓慢型心律失常的重要治则　自《黄帝内经》始,中医治疗重视阳气的作用。"阳气者,若天与日,失其所则折寿而不彰"(《素问·生气通天论》)。阳气的振奋,不仅要温补阳气,更重视温通阳气,以充分发挥温煦、推动的功能特点。

代表方剂如麻黄附子细辛汤,它出自《伤寒论》,"少阴病,始得之,反发热,脉沉者,麻黄附子细辛汤主之。"原方由麻黄二两、细辛二两、附子一枚组成,是治疗少阴阳虚、感受外邪的少阴兼表证的主方。方中,麻黄"走少阴,去营中之寒"。细辛味辛性温,发散风寒,有走窜开滞之能,可开胸中滞气,疏通关节。麻黄、细辛辛温发散,两药合用为温经散寒、宣通气血的药对,有散寒升阳,走表达里之功效。附子温壮元阳,专于补火助阳,为补阳要药,其性走而不守,上能助心阳以通脉,中能温脾阳以散寒,下能补肾阳以益火,而温护心肾阳气。

以麻黄附子细辛汤用于治疗缓慢型心律失常,取其温阳散寒之功。其中附子温补肾阳而有通达之性,且"禀雄壮之质,有斩关夺将之气,能引补气药行十二经,以追复散失之元阳",即合诸补气药以达其效,尚为"回阳救逆第一品药",而为救急所用。麻黄性温辛散,配附子温经散寒,"兼温药以助阳,可逐阴凝之寒毒"(《本草正》)。细辛气味辛温,佐附子以温经,但细辛不宜过用,有说法其为"阳药也,升而不沉,虽下而温肾中之火,而非温肾中之水也。火性炎上,细辛温火而即引火上升,此所以不可多用耳"。

麻黄、附子、细辛善振奋阳气,可为治疗缓慢型心律失常的基本药组,可合温补肾阳、健脾益气等药以扶正,亦可合活血祛瘀、祛痰辟秽之品以祛邪。

华明珍教授诊治疾病的阴阳观

阴阳学说原属于中国古代哲学的范畴,是中国古代有关世界本原和发展的宇宙观和方法论。中医学将这种朴素的方法论贯穿于中医学理论体系的各个方面,用以阐述人体的生理、病理,疾病的病因、病机、治则治法、养生及调护,正如《素问·阴阳应象大论》曰:"阴阳者,天地之道也,万物之纲纪,变化之父母,生杀之本始""善诊者,察色按脉,先别阴阳"。

华明珍教授非常认同这种一分为二、对立统一的朴素方法论,并将阴阳理论融入对临床疾病的病因病机探讨、诊断、辨证及治疗的各个方面。阴阳二气交合感应,化生万物,人类本身就是天地万物的组成部分,同时也就是阴阳二气交合感应的产物,所以《黄帝内经》有"人生有形,不离阴阳"之说。阴阳代表着外界事物和人体内部相互对立的两个方面,人体的阴阳两方面通过相互制约、相互排斥、相互消长维持着相对的动态平衡,调控着人体正常的生命活动、使人体保持在健康状态,即《素问·生气通天论》所谓的"阴平阳秘,精神乃治"。如果阴阳之间的对立制约关系被破坏,动态平衡被打乱,一方过度亢盛,过度制约另一方致其不足,即《素问·阴阳应象大论》中的"阴胜则阳病,阳胜则阴病";阴阳双方的一方过度虚弱,无力抑制对方而致其相对偏盛,就会出现"阳虚则阴盛""阴虚则阳亢",或"阳虚则寒""阴虚则热"的病理改变。阴和阳虽然相互对立,但每一方都以相对的另一方的存在为自己存在的前提和条件,任何一方都不能脱离另一方而单独存在。二者这种相互依存的关系使阴阳双方相互资生、促进和助长,阴阳这种互根互用关系,阐释着自然界万物的变化和人体生命活动的稳定,此即《素问·阴阳应象大论》所说的"阳生阴长,阳杀阴藏"。如果阴阳之间互根互用的关系遭到破坏,就会导致"独阴不生,独阳不生"(《春秋繁露·顺命》),或"阳损及阴""阴损及阳"甚至"阴阳离绝,精气乃绝"而死亡。

在疾病的治疗方面,阴阳偏盛的治疗原则为"实则泻之""寒者热之""热者寒之"的损其有余之法,阴阳偏衰的治疗原则则为"虚则补之""阳病治阴""阴病治阳"的补其不足之法,阴阳互损的治疗原则则采用阴阳双补,并应根据阴虚阳虚的成因区别"补阳为主,兼以补阴""补阴为主,兼以补阳"的不同。华明珍教授认为人体作为阴阳两方面的对立统一体,在阴阳动态平衡的状态下,气血充和,脏腑功能运行正常,身心健康,身体抵抗外邪的能力强而不患疾病。人体患病的根源正是由于各种病因,破坏了人体的自我调控能力,打破了人体内部阴阳的这种动态平衡。而疾病一旦发生,无论外感疾病还是内伤疾患,病因病机及疾病的性质总体上总能按照阴阳的属性分成属阴还是属阳两大类别,在确定了疾病的阴阳属性后才能对疾病的病性有正确的认识,也能对疾病的辨证和治疗提供正确的方向和思路。对疾病的治疗,即调整阴阳的偏盛偏衰,从而达到恢复阴阳相对平衡,使疾病痊愈的目的。所以中医思维下的诊病治病是以阴阳为纲,阴阳可以概括和解释人体脏腑功能和疾病的病因、病机、诊断、治疗的各个方面,故《景岳全书·传忠录上·阴阳》说:"凡诊病施治,必须先审阴阳,乃为医道之纲领。阴阳无谬,治焉有差?医道虽繁,而可以一言蔽之者,曰阴阳而已。故证有阴阳,脉有阴阳,药有阴阳……设能明彻阴阳,则医理虽玄,思过半矣。"

舒肝和胃的论治体会

肝司疏泄,具有疏通、畅达全身气机的特点,有助于精血津液的运行输布,脾胃之气的升降和调。而肝五行属木,胃为阳土,本为相克。肝与春气相通,主升发,病理变化也多见肝气上逆等,故有"肝气肝阳常有余"的说法。而胃气以降为和,因抑郁、暴怒等,致肝气疏泄失职,影响胃土,可称之为"肝气犯胃"或"肝胃不和",此因木旺乘土,或因土虚而木乘,皆可导致胃失收纳和降,影响水谷运化,出现纳呆、脘腹胀满或疼痛等症状;胃气不降,"浊气在上,则生䐜胀"(《素问·阴阳应象大论》);胃络失和,不通则痛,可见胃痛等;胃喜润而恶燥,肝气郁而易化火,横逆于胃,出现肝胃郁热,加重胃痛、纳呆等症状。相应治以舒肝和胃,分述于下。

1.舒肝和胃以止痛 肝胃不和可致胃痛。六腑以通降为顺,经脉以流通为畅。肝司疏泄,肝木疏土,而助其运化。若情志佛郁,肝失条达,肝气横逆,犯于脾胃,即木旺克土,或者脾胃失于健运,为肝木所乘,即土虚木乘,导致中焦气机窒塞,血脉凝滞,气血运行不畅,不通则痛。《素问·至真要大论》说:"厥阴司天,风淫所胜,民病胃脘当心而痛。"说明胃痛与木气偏胜、肝胃失和有关。《杂病源流犀烛·胃病源流》也说:"胃痛,邪干胃脘病也……唯肝气相乘为尤甚,以木性暴,且正克也。"以舒肝和胃止痛为治则。柴胡、香附疏肝解郁,当归、白芍养血敛阴柔肝,以舒肝;半夏、陈皮降逆和胃,枳实、瓜蒌、薤白理气止痛,煅瓦楞、海螵蛸、白及制酸止痛,以和胃。

肝郁日久,又可化火生热,邪热犯胃,导致肝胃郁热而痛,当解郁清热。肝失疏泄,气机不畅,血行瘀滞,兼见瘀血内阻而痛,当活血止痛。肝胆互为表里,胆之通降有助于脾胃运化,若通降失常,胆气不降,逆行犯胃,即"邪在胆,逆在胃"(《灵枢·四时气》),亦致胃气失和,发生胃痛,当兼以利胆,如茵陈、郁金之类。

2.舒肝和胃以降逆 胃主通降,以利于饮食物的消化和糟粕的排泄,即六腑以通降为顺。而情志不遂,恼怒伤肝,肝之气机不利,横逆犯胃,可致胃失和降,胃气上逆,出现呃逆、呕吐、泛酸、痞满等症状。

呃逆是指胃气上逆动膈,以气逆上冲,喉间呃呃连声,声短而频,令人不能自止为主要临床表现的病证。正如《古今医统大全·咳逆》所说："凡有忍气郁结积怒之人,并不得行其志者,多有咳逆之证。"治当顺气解郁,降逆止呃。以木香、乌药、川楝子、郁金疏肝解郁顺气,枳壳、沉香、槟榔宽中行气,丁香、代赭石和胃降逆止呃。

呕吐是由于胃失和降、胃气上逆所致的以饮食、痰涎等胃内容物从胃中上涌,自口而出为临床特征的一种病证。由肝气犯胃所致者,当疏肝理气,和胃止呕。以柴胡、枳壳、紫苏疏肝理气开郁,半夏、茯苓、生姜、甘草和胃降逆止呕。若气郁化火,心烦咽干,口苦吞酸者,此为肝胃郁热,可合左金丸以清热止呕。

吐酸是指胃中酸水上泛的症状,又叫反酸,若随即咽下称为吞酸,若随即吐出称为吐酸。《寿世保元·吞酸》曰:"夫酸者肝木之味也,由火盛制金,不能平木,则肝木自甚,故为酸也。"指出吐酸与肝木有关。本证以热证居多,属热者,多由肝郁化热,胃失和降所致,药如左金丸清肝泻火,和胃降逆;因寒者,多因肝气犯胃,脾胃虚弱而成,药如香砂六君子汤温中散寒,降逆制酸。但总以肝气犯胃为基本病机,治当舒肝和胃。

痞满,因脾胃功能失调,胃气壅塞而成,以胸脘痞塞满闷不舒,按之柔软,压之不痛,视之无胀大之形为主要临床特征。尤以肝郁气滞,横犯脾胃,致胃气阻滞而成之痞满为多见,即如《景岳全书·痞满》所谓:"怒气暴伤,肝气未平而痞。"治当疏肝解郁,理气消痞,以越鞠丸为代表方剂。

3. 舒肝和胃以安神 《素问·逆调论》记载有"胃不和则卧不安"是指"胃者,六腑之海,其气亦下行。阳明逆不得从其道,故不得卧也。"后世亦引此分析脾胃不和所致的各种失眠。而情志所伤或由情志不遂,致肝气郁结,肝郁化火,邪火扰动心神,心神不安而不寐。肝与胃关系密切,临床症状多相互兼夹,在辨证论治的基础上,合用疏肝和胃以安神并非少见。有临床报道即以逍遥散疏肝解郁,合温胆汤清胆和胃,加酸枣仁、远志等养心安神之品。

试论"女子以肝为先天"与内科疾病论治

女性与男性在其脏腑结构与生理功能、心理特征等诸多方面皆有不同,体质上存在着明显的性别差异,这也导致了其对疾病的易感倾向、病变性质、疾病过程及其对治疗的反映等方面有明显差异。中医学讲求整体观念,所谓"因人制宜",这就要求即便是内科疾病的中医诊治,也需要充分考虑女性的体质特点。

妇科有言"女子以肝为先天"。此首载于《临证指南医案》,在"淋带"中有案说:"女科病,多倍于男子,而胎产调经为主要……从左而起,女子以肝为先天也。"后世常引此以强调肝与女性的心理、生理的关系密切,对女子疾病起着至关重要的作用。

1. 理论渊源 《灵枢·五音五味》说:"今妇人之生,有余于气,不足于血,以其数脱血也。"此言妇人因经、孕、产、乳等生理原因失血而致血虚,故其生理特征是血不足而气有余,而肝主藏血而司疏泄,体阴而用阳,显然女性的生理特点与肝有关。《素问病机气宜保命集》载:"妇人童幼天癸未行之间,皆属少阴;天癸既行,皆从厥阴论之;天癸已绝,乃属太阴经也。"此以天癸时限区分妇人体质特点,当为前言的补充。少小之时,先天未成,五脏全而未壮,皆仰赖先天肾精;行经始就要重视肝,此期内妇人需要经历经、孕、产、乳等重要生理过程;进入衰老期后,先天将绝,需赖后天以充先天。

《备急千金要方·卷二妇人方上》有言:"然而女子嗜欲多于丈夫,感病倍于男子,加以慈爱、爱憎、嫉妒、忧患,染着坚牢,情不自抑,所以为病根深,疗之难瘥。"认为女子的情感需求多于男性,且性情敏感,易波动而不易平复或自我克制。因此,比男子更容易受到情志所伤。肝主疏泄,而司调节精神情志,即"肝主谋虑",故王士雄按《柳州医话》曰:"七情之病,必由肝起。"

2. 生理病理基础 女子生理、病理与肝的关系密切,浅述于下。第一,女子易伤于情志,肝主疏泄而司调节精神情志;第二,肝经环绕阴部,由少腹沿两胁上行,且肝主疏泄,而调理冲任,助任脉通利,太冲脉盛,月事应时而下,否则可致冲任失调,气血失和;第三,女子之经、孕、产、乳皆以血为本,而肝主藏血,且肝藏血是肝主疏泄的物质基础,即"肝主血,肝以血为自养,血足则柔,血虚则强"(《温病条辨》)。

3. 对内科疾病的临床意义 "女子以肝为先天"着重强调从肝论治对女子的重要性,这对于治疗女性的内科疾病也有着重要的临床意义。肝病多实,多气滞、多血瘀、多郁火,所以治疗肝病宜疏肝理气,活血化瘀,清肝泻火。肝病之虚,多为阴血之虚,可兼虚火。

女子多肝郁之证。女子的经、带、产、乳等使机体气血常欠平衡,即"有余于气,不足于血"。"有余于气"则肝气易郁易滞。肝为刚脏,喜条达而恶抑郁,情绪激动如勃然大怒、所欲不遂则抑郁不乐。秦天一按:"因女子以肝为先天。阴性凝结,易于怫郁,郁则气滞血亦滞。木病必妨土。"肝主疏泄,而有调节全身气血运行之职,肝气郁滞,气滞则血瘀。血瘀致病广泛,如瘀阻于心,可见心悸、胸闷心痛;瘀阻于肺,可见胸痛、咯血;瘀阻胃肠,可见呕血,大便色黑如漆;瘀阻于肝,可见胁痛痞块等。甚则郁而化火,火性炎上,肝火旺盛,则肝气容易上逆,若热合湿邪下注,可见黄疸、淋证。肝属木,肝气郁滞,可乘脾土而影响脾胃运化水谷,使得气血化生乏源,且中焦气机不利而易聚湿生痰,变生他症。

女子多肝血不足之证。前述女子"不足于血",肝血亏耗,肝阴不足,则头晕耳鸣,两目干涩。阴虚生内热,阴血亏耗,亦有虚火上炎,可见面部烘热、潮热盗汗。而肝肾同源,肝血肾精,一荣俱荣,一损俱损,休戚相关。肝血亏耗,也可损及肾精,而阴不敛阳,肝阳亢逆,可见眩晕耳鸣、头目胀痛等。

《柳州医话》说:"肝木为龙,龙之变化莫测,其于病也亦然。"肝之于内科疾病的表现复杂多样,变化多端,而因"女子以肝为先天"的生理特点,使得辨证论治中需要给予肝气与肝血充分的重视。

老年病的发病基础

随着我国人民平均寿命的延长和老年人口的增长,我国已逐渐步入老龄化社会,越来越多的老年性疾病进入我国的疾病谱,老年病患人数也在逐年增长,科学认识和诊治老年性疾病是医务工作者的当务之急,中医学对衰老和老年病的病因很久以前就有了论述与研究,华明珍教授在总结前人医论及多年临证经验的基础上,根据老年病的特点,将老年病发病的基本病理基础归纳为阴阳失调、五脏虚损两个主要方面。

祖国医学认为人进入老年,阳气渐虚,精血渐衰,体内阴阳只是保持在相对较低水平的平衡,阴阳平衡的调节能力下降,一旦外邪侵袭,或内在脏腑病变,极易发生阴阳失调的病理变化。具体表现在人与自然的失调和人体内部脏腑阴阳失调两个方面。在人与自然方面,祖国医学认为,体内阴阳消长必须适应自然界的变化,才能健康无病。《素问·四气调神大论》曰:"夫四时阴阳者,万物之根本也。所以圣人春夏养阳,秋冬养阴,以从其根,故与万物沉浮于生长之门"。自然界各种气候变化都可直接或间接地导致人体内部的阴阳失调。从人体内部而言,脏腑的协调平衡关系遭到破坏,也同样会导致阴阳失调。具体有阳虚内寒、阳虚阴盛、阳损及阴、阴精不足、阴虚内热、阴虚阳亢、阴损及阳、阴阳两虚等,其中尤以阳虚为多见。故人体内外的阴阳协调,动态平衡,是健康防病之本。《素问·生气通天论》曰:"阴平阳秘,精神乃治;阴阳离决,精气乃绝。"

年老之人,正气不足,气血虚衰,五脏失于濡养,故生理功能低下,机体生化不及,精乏气少,则脏腑功能易损:或卫外不固,邪气乘虚侵入人体,皆可引起疾病的发生,而老年人的五脏虚损尤以肾、脾的改变尤为突出。

肾藏精,主生长、发育、生育和水液代谢,为"先天之本",内寓真阴真阳。真阴为肾精,有濡润、滋养机体各脏腑组织器官的作用,与生长发育衰老过程和生殖机能有关;真阳为人体阳气的源泉,有温煦、推动脏腑组织器官功能的作用。机体温暖、水液代谢、消化吸收功能旺盛、摄纳肺气、平调呼吸等均与之有关。所以对肾又称"水火之旺"。明代医家张介宾认为:肾者主水,受五脏六腑之精而藏之。肾为藏精之所,曰为命门。精藏于此,是为阴中之水;气化于此,是为阴中之火。命门居于两肾之中,而兼具水火,为性命之本,人体的生长发育和衰老与肾气密切相关。人年至"五七""五八"之后,肾气自衰。肾阳不足,阴寒内生、水湿泛滥、气不摄纳,可出现形寒肢冷、腰膝冷痛、五更泄泻、形体浮肿、气短气促、小便不利、尿频、尿闭、遗尿等症;肾阴不足,髓海失充、虚热内生,可出现健忘、耳鸣耳聋、潮热盗汗、五心烦热等症,而老年人以肾阳不足较多见。

脾主运化,为后天之本,气血生化之源,胃主受纳,为水谷之海;脾主升清、胃主降浊;二者密切配合,共同完成饮食物的消化、精微物质的吸收和输布,为五脏的功能活动提供物质保障。金元时期的李杲创立"内伤脾胃,百病由生"之学说,认为:"真气,又名元气,乃先身生之精气也,非胃气不能滋之……夫元气、谷气、营气、卫气、生发诸阳之气,此数者,皆饮食入胃上行,胃气之异名,其实一也……脾胃之气既伤,而元气亦不能弃,诸病之所由生也。"元气是人体生命活动的动力和源泉,而脾胃是元气之本。因为气血来源于食物的精华,生化之源在于中焦脾胃,脾胃为仓廪之官,人受谷气于胃,胃为水谷之海,脾有运化水谷,输布精微,灌溉经络,长养百骸、肌肉、皮毛,荣养五脏六腑的作用,因而七窍灵,四肢用,筋骨柔,肌肉丰盛,津液通利,阴阳调畅,形体和精神健康。若脾胃虚衰,脾胃伤则元气衰,元气衰则疾病所由生。《素问·平人气象论》:"平人之常气禀于胃……人无胃之曰逆,逆者死"。人到老年,脾胃功能渐衰,运化水谷精微的能力下降,气血化生不足,常可表现为四肢无力、头晕眼花、纳差、面色萎黄、大便溏稀或便秘等脾不健运、气血不足之证。脾气虚衰,又可聚湿于内而生痰饮,出现浮肿、腹泻等症。

老年人的病理特点多以虚损为主,因老人肾精肾气逐渐衰竭,五脏六腑不能得到肾气濡养,功能也日渐衰退,当各脏腑功能衰退到一定程度,气血化生不足,各脏腑组织生理机能低下,必然会发生各种病理改变。所以老年病人多气虚血亏,体质虚弱,在治疗老年病人时,往往不能强攻猛伐,以免更伤病人正气。反而要多从扶正固本方面着手,注意固护正气,才能帮助年老体弱之人抗击病邪,帮助疾病向愈。

老年感冒的论治体会

感冒是感受触冒风邪或时行病毒,引起肺卫功能失调,出现鼻塞、流涕、喷嚏、头痛、恶寒、发热、全身不适等主要临床表现的一种常见的外感疾病。本病一年四季均可发病,而以气候骤变或冬春时节较多。轻者或可不药而愈,而重症可严重影响患者的健康,尤老年患者。

1. 病因病机 就病因而言,感冒与风邪关系密切,又称"伤风"。风邪终岁常在,尤气候骤变及季节交替之时,乘虚袭人,即"邪之所凑,其气必虚"(《素问·评热病论》)。老年者精血亏耗,易为所中,如《素问病机气宜保命集》所言:"五十岁至七十岁者,和气如秋,精耗血衰,血气凝涩……百骸疏漏,风邪易乘,和之伤也。""风者,百病之长也。"(《素问·风论》)风易与他邪相兼夹,如寒、热、暑、湿、燥等,亦有感受时邪疫毒者。

"伤于风者,上先受之"(《素问·太阴阳明论》)。肺为娇脏,而为华盖,为诸邪易侵之脏。邪之所中,主要病位在肺,亦与诸脏相关。风为阳邪,轻扬开泄,易袭阳位,客于肺卫,致表卫调节失司,而见发热,恶风寒,脉浮。肺开窍于鼻,可见鼻塞流涕。咽喉为肺胃之门户,为外邪所乘,见咽部痒痛。肺主呼吸,司通调气机,肺气失宣,而见咳嗽等。

肺司气机,与诸脏关系密切,若病情进展,肺失宣肃,可进而影响到各脏腑,且随着衰老各脏腑的功能已然衰退。肺心同居上焦,肺朝百脉,助心行血,若肺失宣肃,肺气壅塞,可影响心的行血功能,导致心血瘀阻;肺脾母子相及,而同主宗气的生成,决定后天之气的盛衰,肺失宣肃,易为脾贮痰;肺肝同司气机升降,"肝生于左,肺藏于右",肺失清肃,燥热内盛,可伤及肝阴,至肝阳亢逆;肺为气之主,肾为气之根,肺病久而虚极于肾,最终导致肾不纳气等病理变化。

老年人常有多种基础疾病,外感可导致病情之间相互影响。如素有痰浊血瘀等有形之邪,而外邪易与之搏结,而化热生变,恶化原有症状;或素有阴虚内热,如糖尿病患者,而外邪入里从化,影响病机变化。外邪与宿疾之间相互影响,可致病情复杂,缠绵难愈。

2. 积极治疗,既病防变 治疗上,老年感冒需早期诊断,及时治疗,重视预防。

　　治疗以疏风解表为基本原则,根据不同证型分别治以辛温解表、辛凉解表、清暑解表、清热解毒等。明辨寒热赖于辨证论治。风寒感冒、风热感冒均有恶寒、发热、鼻塞、流涕、头身疼痛等症,但风寒证恶寒重发热轻,无汗,鼻流清涕,口不渴,舌苔薄白,脉浮或浮紧;风热证发热重恶寒轻,有汗,鼻流浊涕,口渴,舌苔薄黄,脉浮数。风寒感冒,邪气可化热而见口干欲饮、痰转黄稠、咽痛等症状。现今随着制冷、保暖措施的改善,室内温差较大,不能单纯从季节温度来揣测寒温病机,须谨遵辨证论治的原则。

　　现代医疗条件改善,患者自行服药方便,也可能造成了病情复杂的临床情况。如过用退烧药等,致大量汗出,耗伤阴津,老年患者本有气阴耗伤,更不堪过汗,此类患者应注意顾护阴津,配合粥类、果汁等食疗也有利于调护,以免化燥助火。

　　老年人的特殊生理情况,也应引起临床注意,如便秘、失眠等。便秘是老年人的常见症状,感冒时因饮水不足、饮食不规律等情况可有所加重,而通下之法或有引邪入里之弊端,此不可一概而论。肺与大肠相表里,通达肺气与润肠通便并不矛盾,如杏仁具有苦降之性,降中兼宣,通达肺气而止咳平喘;具有柔润之性,润肠通便,即为感冒常用药物。失眠亦为老年人的常见症状,感冒期间需要充分的休息以恢复正气,故可适当辅以镇静安神,如首乌藤养心安神、祛风通络。

　　在解表的基础上,注意既病防变,根据患者的基础疾病等具体情况,分别施治。一方面,病变早期积极治疗外感症状,即"故邪风之至,疾如风雨,故善治者治皮毛"(《素问·阴阳应象大论》)。另一方面,密切注意原有疾病,控制病情变化,如糖尿病患者,加强血糖控制,及时调整降糖方案;高血压患者,严密监测血压,维持血压稳定等。

华明珍治疗外感病经验

外感病是临床常见病,华教授常常是两三剂药即药到病除,每到感冒流行季,就有大量患者来诊。跟从她学习,独立临床时,将所学应用于临床,效果亦佳。现总结如下。

1.注重汗法　根据《伤寒论》"病在表可发汗"的论述,华教授主张凡表证,解表愈早愈好。他认为感受外邪,失治或治疗不彻底,均可导致外邪的传变而加重病情,提出治外感贵在祛邪迅速彻底,邪祛则体自安,如将军之挥戈退敌,贵在迅猛。根据桂枝汤"服已须臾,啜热稀粥一升余,以助药力"的服法原则,让病人服头煎药后一刻钟喝米汤一小碗,半小时后再服一煎药,然后盖衣物(夏天盖毛巾被,冬天盖棉被)出汗,以脚心微汗为度,次日避风半天。华教授在治疗外感表证的患者时,必医嘱病人尽量做到以上服法。华教授认为:一煎药先一次服下,意在外邪务必要祛除,所以一定要出透汗,只有出透汗,才能祛邪外出。同时两煎药中间喝热小米汤,借谷气以助汗、兼益胃气,以鼓邪外出,又能防止出汗太多,损伤病人的津液及阳气。

华教授在汗法中,辨证立法不同,用药各有特点。只要有表证(恶寒、发热),就要发汗解表。但发汗的程度、药物剂量大小因人、因时、因地制宜,如冬季,气候寒冷,腠理难开,必用麻黄、桂枝、生姜,用量宜大,盖厚被以取大汗;春季喜用葛根、薄荷、苏叶,麻黄用量宜小,盖薄被以取小汗;秋季常用薄荷、浮萍、柴胡,盖薄被以取中汗;夏季多用香薷、浮萍、滑石温服,使其津津汗出,但也需临床辨证。夏天也有重感冒,南方人因其腠理常开,多用淡豆豉、苏叶、薄荷、浮萍等轻清之剂,即使用麻黄用量也多在 6 g 以下;而北方人因其腠理理充实,则必用麻黄,用量多在 9 g 以上,或者麻黄、桂枝并用。

2.及早治疗防传变　外感风寒,由于受邪程度的深浅轻重及人体抗病能力的强弱不同,所出现的病情、症状也不同。华教授认为,邪在太阳,病情较为单纯,病情较轻,愈传则病情愈严重,治疗就愈复杂。故当辨证准确,争取早期诊断治疗,及时用药。感冒虽属外感轻证,但临床诊断、处方、用药绝不容许丝毫马虎,否则必将延误治疗。因此对太阳病伤寒、中风,不必等发热、头痛等脉证俱全,才予以治疗,但见一二证即是,不必悉具。太阳病开始时,有发热、恶寒、头项强痛、脉浮(太阳病主证、主脉)、无汗、身痛,也有自汗、干呕等症状。治疗时以太阳病为纲,要用发汗解表法,只要有太阳病的主证、主脉,或有二阳合病,就一定要解表,外邪一祛,其他症状也就不治自愈,在处方中可根据病情随证加减。在应用汗法治疗当中,应审证明确,不可轻率从事,汗出不透,可使邪留不去而出现传变。发汗太过则能导致各种变证,轻则耗伤气阴,重则亡阴亡阳。

3. 注重表里双解 华教授在治疗外感疾病中,主张早期解表,尤其注重表里双解。她认为感冒及流感应属于广义伤寒,此类疾病不仅限于表证,也可兼见不同程度的里热。这是由于风寒之邪侵袭体表,腠理致密导致卫阳闭遏,失去了正常的宣泄途径,凝聚入体内而发热。一般地说,太阳病,皮肤失去温煦故恶寒,阳气凝聚体内则发热,寒邪较强,则恶寒重发热亦重,寒邪较弱,则恶寒轻发热亦轻。《伤寒论》第二条:太阳病,或已发热,或未发热……这说明太阳伤寒的发热有迟早的不同,其原因与感邪的轻重、体质的强弱、敏钝等有关,但恶寒重的发热就一定重。

外感证凡是发热重的表证亦重,因此治疗着重解表,同时又要清解里热。常用药物有生石膏、柴胡等。生石膏辛凉而淡,性寒而凉,既善清气分之热,又能辛散解肌,正如前人张锡纯《医学衷中参西录》中所描述:"盖诸药之退热,以寒胜热也,而石膏之退热,逐热外出也,是以将石膏煎服之后,能使内蕴之热息息自元孔透出。"而石膏与麻黄同用,既可协同解表清里,又可互相制约,以达到表里双解的目的。柴胡是辛凉解表药,能和解表里,疏散退热。据现代药理研究,柴胡有良好的解热作用,外感发热一般均可应用。而且退热后无回升现象,口服剂量宜大。《本草纲目》中称柴胡是"引清气退热必用之药"。现代药理学研究证明,大剂量柴胡具有解热、抗炎、抗病毒、抗惊厥和免疫调节作用。代表方剂一则:石膏、柴胡、金银花、连翘、荆芥、知母、牡丹皮、葛根、薄荷、板蓝根、白花蛇舌草、甘草等。此方以银翘散和白虎汤为基础化裁而成,方中柴胡、石膏为君药,以解表清里,使卫气之热得解;荆芥与柴胡为伍,能疏散卫分之热;金银花、连翘为清热解毒要药,且有轻宣疏散之性,与柴胡、荆芥为伍,可助其解表散热之功;知母可助石膏清解卫分之热,并借其苦寒润燥之功防热邪伤阴,故金银花、荆芥、知母、连翘共为臣药;牡丹皮清营血之热而为佐药;甘草既有调和诸药之性,又可益气养胃而为使药。全方共奏解表清热之功效,使卫气之热得到清解,达到治疗外感发热、卫气同病的目的。如春季热病,寒热不退的,加柴胡、黄芩、防风;夏季热多寒少的,加用黄芩,生石膏加量;咽喉疼痛的,加桔梗、射干;脾胃虚弱的,加白术、山药;大渴的,加天花粉;心中烦躁的,加栀子、淡豆豉。

华明珍教授舌诊经验

舌诊在祖国医学的诊疗中占有重要地位,同样在西医学中也具有一定的作用。华明珍教授在临床工作中,较为重视舌诊的临床应用。根据多年的临床实践,体会到望舌在现代医学的诊疗中亦有一定的参考价值。

1.首辨舌色　舌色变化与血液循环、缺氧等情况呈正相关。一般说来,血液循环功能越差,缺氧越严重,舌质颜色就越深。

(1)心衰患者:充血性心力衰竭、风心病、慢性肺心病及某些先心病等出现右心衰竭的心脏病患者,表现最为突出。此类患者临床多表现为舌质青紫或晦暗,或伴有瘀斑,舌下脉络怒张。随心衰程度的加重则舌色变深,舌下脉络怒张增剧。反之,若经过及时恰当的治疗,心衰纠正或病情好转后,则舌色由青紫转为红润,或者由深变浅。

(2)慢性肝病患者:慢性肝炎及早期肝硬化患者,其舌质多表现为红舌或红绛舌,如果出现青紫舌,舌下脉络明显怒张,则往往表示出现了门静脉高压,门脉高压严重者可呈现青紫舌,舌下脉络怒张也更为显著。同样若治疗好转,舌色也会逐渐变浅,舌下脉络怒张也会减轻。

(3)慢性呼吸功能不全的患者:这类患者往往伴有明显的缺氧情况,病情严重者多表现为青紫舌,这说明血中还原血红蛋白增加,缺氧严重,若经过适当治疗,舌色由紫变红润者,表示缺氧情况得到改善。

(4)高血压冠心病患者:此类病人病程一般较长,如果出现绛紫舌,说明血液流变学有改变。我们临床观察到,凡出现绛紫舌的高血压或冠心病患者,其病情大都进入了中、晚期,易出现血栓和粥样斑块形成,提示需用活血化瘀类药物治疗。对于将要发生循环衰竭的患者,其舌色也随着发生变化。经观察,随血压的下降,或伴有烦躁不安、面色苍白甚或肢冷汗出的症状,其舌色变为暗淡。

2.再辨舌质、舌苔　华教授认为舌质、舌苔变化与病情轻重及预后归转呈正相关。

(1)反映病情的轻重:一般说来,舌质淡红、苔薄白或薄黄而润,或者稍减者病情较轻,舌质红绛、青紫,舌苔黄厚、灰黑、疏松干燥,甚或光剥无苔,均属病情较重。有人观察烧伤病人创面越大,伤越重者,舌质变红越快越明显(伤津严重致阴虚所致)。若并发败血症,则舌质变为红绛干枯,这对败血症的早期诊断有一定的帮助。

(2)反映疾病的预后转归:临床观察,凡疾病向愈转化,则舌苔也逐渐恢复或接近正常,若病情缠绵、反复,则舌苔长期不退,舌质变化亦然。有人观察急性传染性肝炎,早期舌苔薄白者多,白厚或白腻者次之。若病情在向愈的方面转化,则舌苔由厚转薄,若病情反复,则舌苔由薄转厚,或厚腻苔持续不退。

3. 辨润泽 从舌象观察病人的失水程度,对于有失水的病人可以从患者的舌象变化大体估计失水的程度。轻度失水的患者多表现为舌苔少津;中度脱水的患者多表现为无津;重度脱水的患者,则多表现为舌质舌苔干枯燥裂。

4. 特殊舌象 经多年临床观察,某些舌象有其特殊的临床意义。如阴虚舌(指舌质红绛、舌体瘦小有裂纹、少津)多见于病情较重的慢性消耗性疾病,常见的如肺结核、肝硬化等。晚期癌症患者可出现镜面舌,贫血可出现体胖淡白舌,甲亢可出现颤动舌,脑血管意外可出现偏歪舌,B 族维生素缺乏,可出现地图样舌等。

舌诊是四诊的重要手段,治疗疾病时要四诊合参,特别是对一些症状不明显的疾病,所以重视四诊的学习,有利于提高诊疗技术,提高临床疗效。

华明珍教授治疗腹泻临证经验

华明珍教授治疗腹泻经验丰富,她常说对疾病深入了解,治疗时才能胸有成竹,临证辨证细致入微,用药才可屡试屡效。只有达到这样的程度,才会得到患者的青睐。笔者跟随华教授临证,将其对慢性腹泻的治疗归纳为4个方面。

1. 温肾健脾、稍佐收涩　素体阳虚之人泄泻日久,脾阳亏虚日久导致命门火衰,肾阳虚不能助脾胃运化水湿,腐熟水谷,故泻下之物完谷不化。又肾开窍于二阴,为胃之关,关门不固,遂成泄泻。故《景岳全书·泄泻》曰:"肾为胃之关,开窍于二阴,所以二便之开闭,皆肾脏之所主,今肾中之阳气不足,则命门火衰,而阴寒极盛之时,则令人洞泄不止也。"故温肾健脾为治疗本病的主要治法之一。根据张景岳"久泻无火,多因脾肾虚弱也"的观点,老师常以白术、山药等健脾,补骨脂、覆盆子、菟丝子、何首乌、枸杞子、鹿茸、附子等补肾助阳。若病情较重,滑泄不止,此时可佐1~2味温肾健脾固涩之品,老师常用煨诃子、五倍子、芡实等药物。

2. 淡渗利湿、分利清浊　《素问·至真要大论》曰:"诸湿肿满,皆属于脾"。《景岳全书·泄泻》所谓:"泄泻之本,无不由于脾胃。"老师认为"脾虚湿盛"是泄泻的主要病理因素;土虚木乘,脾虚及肾,即便是肝肾引起的泄泻,也多是在脾虚的基础上产生的。遵照张景岳"凡泄泻之病,多由于水谷不分,故以利为策"和"治泻不利水,非其治也"的治泄泻经验,华教授常用茯苓、泽泻等以分利清浊、健脾利湿。

3. 理气和胃行滞　《景岳全书·泄泻》有"饮食不节,起居不时,以致脾胃受伤,则水反为湿,谷反为滞,精华之气不能输化,乃致合污下降而泻利作矣"等论述,故华教授在诊治腹泻时,不仅应用温肾健脾利湿药,还常配以厚朴、草果、豆蔻、砂仁、枳壳、神曲、鸡内金等理气行滞和胃之品。如在方中加补肾药补骨脂和消食药神曲,认为两药配用,一补一消,真正做到补而不滞,消而不伤,可达行滞和胃及止泻之功效。

4. 益气固肠　泄泻证,无不由于脾胃,泄泻日久,滑脱不禁,必伤津夺液,耗气损元。华教授认为,"若久泻元气下陷,大肠虚滑不收者,须于补剂中加乌梅、五味子、罂粟壳之属以固之",常用诃子、肉豆蔻、莲须、罂粟壳等以固肠止泻,人参、党参、黄芪、胎盘粉、冬虫夏草等以补气培元。慢性腹泻持续日久,人体正气受损,体液亏虚,运用收涩类药物,往往能收到涩肠止泻之效,使人体的阴液和正气得以保存。但是,收敛固涩类药物乃是为正虚无邪者而设,如若使用不当,则会"闭门留寇",转生他变。因此,在临床上对于慢性腹泻,应当合理有效地使用收敛固涩类药物,察其纯虚无邪,应先固其滑脱,保元存阴液,待泄泻稍缓再以顾本。

慢性腹泻一般缠绵日久,病多反复,病因虽主要为"湿",然寒、热、虚、暑、食、郁等,均可夹杂其间,变证多端,因在治疗中必须坚持同病异治,以"脾湿"为切入点,分阶段,分时期,三因制宜,在诸多症状中抓住关键,灵活辨证,祛邪务尽,最终适时收涩止泻,补中有通,涩中有利,徐徐收功。

在临证治疗中,还当注意以下几点。

1. 燥润勿过,贵在相宜 久泻难免伤阴,治疗慢性泄泻使用温法时,应温而勿燥,免伤津液,此乃温法之要。一般的脾胃虚弱,用参、术、芪、草等平和的温药就可以了。有时则必须用燥药,如寒胜湿重,非苍术不为功;粪便夹大量白色黏冻,也须用苍术。又如脾肾阳虚,阴寒内盛,则舍桂、附不足以复其阳。但使用燥药,一要对证。二要注意配伍,如舌苔白腻厚,应用苍术;脘腹冷痛,气血寒滞,当用肉桂;畏寒肢冷,舌淡胖,需加附子;配合白芍则可护阴。三要用量适中,药过病所,势必耗伤气阴和胃液。慢性泄泻到一定阶段,伤阴重者,可兼见咽燥灼痛,口干舌红,甚则舌红绛光剥等症。此时阴阳两虚,寒热交错,当须兼顾为治。一方面常用甘平的党参或清补的太子参以益气,用山药、扁豆、莲肉、芡实等以补脾健运(这类药物补脾而不滋腻,化湿而不燥烈),用茯苓、薏苡仁以利湿(茯苓淡渗,性味甘平,于阴虚者无妨;薏苡仁渗湿益脾,不伤脾胃)。至于温燥药,或暂缓使用,或减轻剂量,或避免大辛大热,选用较为温和之品,如干姜、木香、砂仁之类;另一方面则用沙参、石斛等养阴生津(沙参清养气阴,石斛生津厚肠,对泄泻有利无害)。天冬、麦冬虽非重浊之品,但功能润燥滑肠,生地、玄参滑润,熟地滋腻,均以不用为宜。

2. 既重整体,又取局部 医学对疾病的诊断与治疗,强调从整体出发,全面考虑,而不是仅从局部病变着眼。临床实践也每每看到,整体的虚弱,可以导致局部的病变;而局部的病变反过来又常累及整体。例如对症状表现为热毒蕴盛,灼伤脉络,泻下夹脓带血,病变局部限于大肠端的慢性泄泻病人,除用汤剂调理脾胃,另以清利湿热、和营化瘀药如三七粉、锡类散等,另煎汁保留灌肠,使药液直达病所,充分发挥清除热毒瘀滞的效力。像这样整体与局部同治,可取得比较理想的疗效。

华明珍胃脘痛治疗临证经验

胃痛,又称胃脘痛,以胃脘部疼痛为主要症状,华明珍教授对此病颇有研究。其治法精纯,投药中的,效如桴鼓,可谓匠心独运,其治堪师。笔者跟师学习,深入研究,受益匪浅。笔者将所学体会总结,并与大家共享。

1. 审证求因,审因论治,整体为本 华教授在探讨病因病机、确立治则、处方用药等方面,重视整体联系,以脏腑为本。胃痛的病位虽在胃,而与肝、脾的关系至为密切。因胃与脾以膜相连,胃主受纳,腐熟水谷,以和降为顺,脾主运化,输布精微,以上升为常,二者同为后天之本,在生理上相互配合,在病理上亦相互影响,如劳倦内伤、饥饱无常,每多脾胃同病。肝属木,为刚脏,喜条达,主疏泄,若肝气横逆,则木旺乘土;或中土壅滞,木郁不达;或肝火亢炽,迫灼胃阴;或肝血瘀阻,胃失滋荣,可见胃病亦关乎肝。在华教授治疗的胃痛病例中,病程绵延多年者,除胃脘部症状外,常兼有头晕、失眠、记忆力减退等心肾虚弱的见症。说明心肾虚弱与胃脘痛关系亦很密切,并能互为因果,导致恶性循环而加重病情。所以,华教授常根据患者临床表现,结合病史,从整体出发全面分析,审证求因,洞察病机,进而选择相应治则,调理脏腑机能。例如:经辨证属肝胃不和、脾肾两虚胃痛者,宜用疏肝和胃、补肾健脾之法;属脾气虚弱、肝胃失和、心肾不足胃痛者,法当健脾和胃、补益心肾,佐以疏肝;属肝经郁热、脾胃失和、心肾不足胃痛者,取滋肾清肝、理气和胃,佐以养心安神法;属脾胃虚寒、心肾不足胃痛者,应用健脾理气、温中和胃、养心补肾法等。其拟方选药,不离脏腑经络,且深知"用药如用兵"之法。常数证合治,采用"全线出击"法,药味虽多,但重点突出。且统筹兼顾,屡经实践证明确有良效,并无"广络原野"之嫌。

2. 圆机活法,"通"字最妙 胃痛的成因虽与情志、饮食等有关,但华教授依据"不通则痛"的理论,认为胃痛的基本病机缘于脏腑经络气血"不通",或由于肝气郁滞,或肝经郁热,肝胃失和;或由于脾气虚弱,脾胃不和;或心肾不足,脾胃虚寒;或中气不足等均可致脾失健运、胃失和降,气机不调,"不通则通"。治之大法,即调畅气机,调和气血,平衡阴阳,使"通则不痛",治疗时,在辨证基础上以"通"字立法。华教授对"通"字理解公正全面,认为绝非单纯泻下所能概括,正如《医学新传》所说:"夫通则不痛,理也。但通之之法各有不同。调气以和血,调血以和气,通也;上逆者使之下行,中结者使之旁达,亦通也;虚者助之使通;寒者温之使通;无非通之之法也。若必以下泄为通则安矣。"华教授独会其意,对理气和血、调畅气机之法的运用可谓得心应手。诸如:疏肝理气、扶土抑木、健脾益气、理气和胃、升降脾胃等法则,无一不"通"。还根据兼证的不同,配合清热、豁痰、温中、降逆、补气、培元、滋肾、养肝、养心安神等法,调理气机,疏通经络,撷取柴胡疏肝汤、补气运脾汤、金铃子散、沉香降气散、香砂养胃汤、理中汤、旋覆代赭汤、丁香散、竹茹汤、二陈汤、香砂六君汤、镇心丹等化裁运用,无不包含"以通为主"的大法。其组方配伍严谨,虽涉及面广,但目的明确,作用统一,主以调气,突出"通"字为指导思想。遣用药物亦以此为中心,如以柴胡、白芍、香附、青皮、郁金、川楝子等疏肝解郁,气行则通;厚朴、木香、陈皮、白术、鸡内金、枳壳、山药、豆蔻、神曲等理气健脾,气顺则通;金银花、黄连、黄柏、山栀、丹皮等清热,使热清而不郁;丁香、炮姜、吴茱萸等温中,阳旺则运,气血得通;半夏、胆南星、橘络、天竺黄、茯苓等豁痰,痰去则通,无以阻碍,气血畅通;人参、党参、黄芪、蛤蚧、冬虫夏草、鹿茸等培补元气,气足则助运,气运则通;代赭石、灶心土、竹茹、半夏、生姜等降逆止呕,胃气降则顺,顺即通;菟丝子、覆盆子、何首乌、黄精、枸杞子滋肾养肝,使精血旺盛,肝调气通;酸枣仁、柏子仁、珍珠母、龙齿、茯神、远志、百合、琥珀、朱砂等养心安神,神安气宁则通。总以"通"字统之,所以治病多应手而起。

3. 脾肾并重,以脾胃为主　华教授在临证治病之中,既重先天之本肾命,又重后天之本脾胃,虽脾肾并重,但以脾胃为主。因为"脾胃为后天之本",由于"五脏六腑皆禀气于胃",所以,脾胃在人体生理及病理中均具有极重要的意义,调整脾胃不仅对脾胃本身疾病有良好的疗效,而且治疗任何疾病,也只有脾胃机能健全、受纳输布正常,才能使药至病所,更好地发挥药效。因而华教授治胃痛更重理气和胃、健脾益气,在遣方用药时,常选取山药、神曲、甘草、陈皮、党参、大枣等,培补后天之本。不仅如此,因肾为先天之本,元气是人体生命活动的原动力,只有先天真元之气充盛,才能激发各脏腑器官的生理活动,推动后天脾胃之气的功能。所以,治疗胃痛时,于辨证基础上常运用补益肾气之品,壮先天以养后天,增强机体免疫力、抗病力,加速康复进程。

华明珍辨治眩晕经验

华明珍教授临床工作中,眩晕患者较多,治疗效果较为满意,现将华教授治疗眩晕临证经验总结如下。

1. 肝阳化风眩晕,选天麻钩藤汤加味 肝阳化风所致眩晕,症见头目眩晕、胀痛、烦躁易怒,症状严重时有房屋或周围物体旋转、恶心呕吐、面色苍白、出汗、畏光、喜睡、活动困难等,或伴面红耳鸣、失眠多梦、口干口苦、足步轻飘,舌红少苔或薄黄苔,脉弦或数。此类眩晕患者或伴有高血压病,易发生中风。多数为各种原因引起的脑供血不足,或耳源性眩晕。这一证型临床较为多见。《黄帝内经》曰:"诸风掉眩,皆属于肝。"肝为风木之脏,体阴用阳,若肾阴不足,水不涵木,肝阳上升,化火生风,发为眩晕。治以平肝息风、滋养肾阴,选天麻钩藤汤加味。药用:天麻、钩藤、冬桑叶、菊花、白蒺藜、白芍、龟甲、鳖甲、生地、夏枯草、丹皮、石决明、牡蛎、枸杞子等。加减:若伴有明显头痛、面红、血压较高者,可加羚羊角、龙胆草;呕吐剧烈者,加黄连、竹茹;便秘者,加生大黄;颈椎不适者,加桂枝、葛根;耳鸣重者,加磁石。

2. 肾阴下亏眩晕,投以大定风珠 肾阴下亏之眩晕,症见头晕目眩,耳鸣心烦,腰膝酸软,记忆力减退,大便偏干。舌红或绛红,脉细或细数。多系肾水不足,木少滋荣。阴虚则火旺,火旺则生风,眩晕乃作。这类证型多见于外感热病误汗、误下之后,真阴不足,木少滋养,肝风内动。或部分糖尿病病人属肝肾阴虚者,致肝阳上亢,化风致晕。治以滋液育阴、柔肝息风,用大定风珠。药用:麦冬、生白芍、生地、炙鳖甲、龟甲、生牡蛎、甘草、五味子、阿胶、鸡子黄、火麻仁等。加减:耳鸣重者加熟地、柴胡、磁石;心烦、失眠者加栀子、黄芩;腰酸明显者加杜仲、牛膝。临证大定风珠要比杞菊地黄丸、左归饮效佳。

3. 痰浊中阻眩晕,常选半夏白术天麻汤 痰浊中阻之眩晕,症见头晕头重,胸腹满闷,恶心呕吐,不思饮食,肢体沉重,或有嗜睡。舌苔白腻,脉象濡滑或弦滑。多系饮食不节,损伤脾胃,运化失职,痰湿内生,阻滞中焦,清阳不升,浊阴不降所致。《丹溪心法》之"无痰则不作眩",即是指此。治以祛痰化湿为主,选半夏白术天麻汤加减。药用:姜半夏、天麻、生白术、茯苓、泽泻、陈皮、珍珠母、龙齿、钩藤、冬桑叶、菊花等。加减:若舌苔白厚腻者加干姜、神曲,常能提高疗效。倘若兼见头目胀痛，口苦心烦，舌苔黄腻，脉象弦滑，多为痰郁化热，宜用黄连温胆汤加减治之。

4. 中气不足眩晕，以益气聪明汤化裁　中气不足之眩晕，症见眩晕喜卧，站立加重，乏力懒言，耳鸣耳塞，心悸失眠，或纳减便溏。舌质淡红，脉细且弱等。《灵枢·口问》曰："上气不足，脑为之不满，耳为之苦鸣，头为之苦倾，目为之眩。"此类眩晕患者，平素血压偏低或贫血。治以益气升清之法，选益气聪明汤化裁。药用：党参、生黄芪、升麻、蔓荆子、葛根、生甘草、生白芍、川黄柏等。加减：若贫血者加当归补血汤；心悸失眠者合归脾汤；便溏者加炒白术、炮姜炭。

5. 体会　眩晕一症，临床多见。但无论是耳源性眩晕，还是高血压、动脉硬化、心功能不全等引起的眩晕，只要辨证选方正确，每每见效。其症一旦好转，应继续巩固治疗。选择肾肝同治，或健脾化痰，或升清降浊，或补血活血。在治疗过程中，由于药物或饮食上的原因，或病机转化，出现白苔、白腻苔，方中有滋阴药的就要除去，加入二陈汤化湿以健脾，或用半夏白术天麻汤方。若原来白腻苔已经化去，出现舌红无苔或红绛舌时，方中祛湿化痰药要立即停用，加入生地、生白芍、麦冬、天冬、炙鳖甲、龟甲、穿山甲等以养阴滋肾，或用大定风珠治疗。临证时要从细微处着眼，及时发现病情的变化而调整药物，是治疗成败的关键。

谈咳嗽的中医辨治

咳嗽是呼吸系统疾病中常见的症状,目前临床在辨治中都积累了较为成熟的经验,这对于指导临床有着非常积极的意义。不过,笔者认为,咳嗽的辨治过程中仍有一些问题需要进一步探讨。

1. 辨外感与内伤　外感与内伤是呼吸道疾病的永恒话题,外感六淫常常是咳嗽的诱因,内伤七情导致人体正气亏虚,从而更易于感受六淫,外感与内伤是咳嗽辨治过程中的一对主要矛盾,两者在发病过程中常常先后发生或同时存在。临床上,我们常人为地将咳嗽分为外感和内伤,针对外感咳嗽,常常分为风寒、风湿、风热、风燥、湿热等进行辨治;针对内伤咳嗽,分为痰湿、痰热、肝火犯肺、肺脾气虚、肺肾两虚等进行分型论治,《中医内科学》中提到咳嗽时强调首辨外感、内伤,这样给人的感觉就是外感咳嗽和内伤咳嗽是两种截然不同的咳嗽,从而忽视了外感因素和内伤因素其中必然的联系:外感咳嗽过程中存在着内伤的因素,如风寒咳嗽存在着对卫阳、肺气的损伤,反复地外感风寒之邪肯定会加重人体五脏阳气的损伤;内伤咳嗽感受六淫邪气后症状常常会加重,如肺脾气虚的慢性咳嗽患者更易感受六淫之邪,并且在外感之后症状会迅速加重。慢性阻塞性肺病急性加重期的患者,医生如果不考虑到其中外感因素和内伤因素的孰轻孰重,从而抓住主要矛盾,同时兼顾次要矛盾,而仅仅单纯从外感咳嗽或单纯从内伤咳嗽方面进行辨治都带有片面性,也会影响到治疗效果。

2. 辨寒与热　咳嗽中的寒热问题至少包括以下3个方面。

(1)六淫邪气的寒热与患者体质的寒热的关系。风寒之邪侵犯寒性体质的人,毫无疑问,这是风寒咳嗽,甚至可以出现阳虚咳嗽;风寒邪气侵犯热性体质的人后,寒郁肌表,内热受到遏制,可能会出现寒包火的咳嗽。

(2)生活环境和季节的寒热关系对人体的影响。比较典型的就是冬季在寒冷的大环境和暖气充足的室内小环境下发生的咳嗽,以及夏季炎热的大环境和清凉甚至寒冷的空调环境下发生的咳嗽,这两种咳嗽的辨治都要注意到既要分析咳嗽的寒热性质,也要顾及患者在大环境与生活小环境下频繁的环境转换对疾病和药效的影响。

(3)肺的特性与疾病的关系。肺的特点就是"肺为娇脏,不耐寒热",不耐寒热也就易寒易热。所以在辨治咳嗽的过程中,既要分析疾病的寒热,也要重视肺为娇脏、不可过寒、过热的问题。

3. 辨证与辨病　咳嗽是呼吸科的常见症状,许多疾病都可以引起咳嗽。异病同治是辨证的需要,但这绝不是忽视辨病的理由。同样是痰湿咳嗽,慢阻肺引起的咳嗽和肺癌引起的咳嗽,其预后是截然不同的,重视辨病,尽可能地在疾病诊断明确的情况下辨证论治,这是时代对中医人的新要求。

4. 辨治中的脏腑关系　咳嗽的脏腑辨治,我们一般习惯于从肺、脾、肾进行辨治,但这不是咳嗽辨治的全部内容。临床上,从其他脏腑辨治咳嗽同样应受到重视。

(1)从肝辨治:肝、肺是相克、相侮关系,肺气亏虚时,肝木常常会乘侮肺金,从而会加重咳嗽,所以辨治咳嗽过程中重视肝的因素是非常重要的。小柴胡汤是疏利肝胆气机的经典方剂,其原文"伤寒五六日中风,往来寒热,胸胁苦满,嘿嘿不欲饮食,心烦喜呕,或胸中烦而不呕,或渴……或咳者,小柴胡汤主之。"四逆散是调和气机的名方,其原文"少阴病,四逆,其人或咳……四逆散主之。"二方都提到治疗"咳",临床上我们可以在辨证的基础上套用这两个方剂之一,相信会增加疗效。

(2)从肠辨治:咳嗽如果伴有便秘,吴瑭有个著名的方剂"宣白承气汤"(生石膏、杏仁、瓜蒌、大黄)就是专门针对肺肠同病这种情况的,临床上可以借鉴这种思路。

(3)从五脏亏虚辨治:咳嗽日久,反复发作,正气日益衰减,这时可以按照"虚劳"的思路辨治,叶桂有用黄芪建中汤辨治"劳嗽"的病案。

5. 重视古方新用　对于支气管扩张(肺痈)属于痰热咳嗽者,临床一般喜欢用清金化痰汤(杏仁、瓜蒌、茯苓、枳实、黄芩、胆南星、陈皮、半夏、姜汁),那么治疗肠痈的薏苡附子败酱散(薏苡仁、附子、败酱草)可不可以用来治疗肺痈呢?显然在合理的加减之后是可以的。对于肺肾两虚的咳嗽,我们习惯于用麦味地黄丸,但当有人用阳和汤(鹿角胶、肉桂、麻黄、姜炭、熟地、白芥子、炙甘草)治疗虚寒咳嗽时,我们不禁感到耳目一新。

鳖甲煎丸是治疗肝硬化、肝纤维化的有效方剂,它能不能用来治疗肺纤维化呢?看看它的组成:鳖甲胶、阿胶、蜂房、鼠妇虫、土鳖虫、蜣螂、硝石、柴胡、黄芩、半夏、党参、干姜、厚朴、桂枝、白芍、射干、桃仁、牡丹皮、大黄、凌霄花、葶苈子、石韦、瞿麦。其中,鳖甲软坚散结,土鳖虫、蜣螂通络散结,都可用于肺纤维化;小柴胡汤的主药(柴胡、黄芩、党参、半夏)、桂枝汤的主药(桂枝、白芍)、厚朴、葶苈子都是肺病常用药物;尤其是蜂房,对于治疗肺间质纤维化在影像学上常常会出现"蜂窝肺",效果较好。这样看来,整个鳖甲煎丸从组方上来看,用于肺间质纤维化是有道理的。鳖甲煎丸治疗肺纤维化的效果还需要临床验证,但是这种软坚散结、虫类搜剔通络的思路肯定是对中医药辨治肺间质纤维化的有益探索。

华教授曾治疗患者李某,女,39 岁,咳嗽半月余,服用抗生素效果不满意,无发热,无憋喘,咳嗽,咳痰黄白相兼,胸闷,纳食尚可,小便黄,大便干,3~4 日一行。舌边尖红,舌面黄厚腻苔。老师应用古方止嗽散加减汤剂,5 剂病愈。方如下:

百部 15 g	前胡 12 g	紫菀 10 g	荆芥 10 g
陈皮 10 g	桔梗 10 g	炙甘草 6 g	瓜蒌 24 g
芦根 18 g	茯苓 15 g	黄芩 15 g	连翘 15 g
地龙 10 g	蝉衣 15 g	知母 15 g	生地 15 g
五味子 10 g			

水煎 400 mL,分 2 次温服,日 1 剂。

浅谈华明珍治疗失眠经验

失眠,又称"不寐""不得眠""不得卧""目不瞑",是以经常不能获得正常睡眠为特征的一种病症。华明珍教授有着丰富的临床经验,对失眠治疗有许多独到的见解。笔者有幸跟师临证,受益匪浅。现将其治疗失眠经验进行简要总结。

1. 首辨虚实　失眠病机复杂,华师认为不外虚证、实证及虚实夹杂。正如《景岳全书·不寐》云:"不寐证虽病有不一,然知邪正二字则尽之矣……其所不安者,一由邪气之扰,一由营气之不足耳。有邪者多实,无邪者皆虚。"实证之气滞、血瘀、痰湿,均可引起气机不利,影响阴阳顺接而致失眠;虚证之气虚、血虚、阴阳亏虚,均可致心神失养,引起失眠。故临证宜遵《灵枢·邪客》"补其不足,损其有余,调其虚实,以通其道而去其邪"的治疗原则。

2. 注重脏腑协调　华师强调"五脏之气相搏"(《灵枢·营卫生会》)是失眠的重要病因病机,认为失眠与脏腑阴阳失调、五脏相互间功能不相协调,致阴阳不交,阳不入阴密切相关。因外感或内伤等均可使心、肝、胆、脾、胃、肺、肾等脏器功能失调,而致心神不宁。故失眠病位主要在心,涉及肝、胆、脾、胃、肾、肺等脏腑。"心者,五脏六腑之大主也,精神之所舍也"(《灵枢·邪客》),所以,心的功能在失眠中所起的作用尤为重要,同时与肝(胆)、脾(胃)、肾、肺等脏腑功能密切相关。因心主神明,神安则寐,神不安则不寐。五脏藏五志,"喜、怒、忧(悲)、思、恐(惊)"任何一种情绪变化均可影响睡眠。另外,脾主运化,主升清,阴阳气血由水谷之精微所化,上奉于心,则心神得养;脾主统血,血受藏于肝,木气冲和调达,则血脉通畅,行于脉中,心主血之功能正常,则心神和畅;肾藏精,为先天之本,滋养五脏,肾精上承于心,心气下交于肾,则神志安宁;肺朝百脉,主一身之气,对气机通畅,脉道流利有重要作用。故五脏功能紊乱均会影响睡眠,如心脾两虚、肝郁化火、心肾不交、肺气郁闭等,均是引起失眠的重要病机。治疗时不宜局限于调整心之功能,亦不限于安神之品,而应注重脏腑协调,整体辨证,综合调理。

3. 调养结合　调养结合是指失眠患者常因各种诱因而引起或复发,治疗时及治疗有效后应嘱患者尽量避免诱发因素、畅情志、节饮食等,并根据体质不同,注重调摄。《灵枢·营卫生会》曰:"壮者之气血盛,其肌肉滑,气道通,营卫之行,不失其常,故昼精而夜瞑。老者之气血衰,其肌肉枯,气道涩,五脏之气相搏……故昼不精,夜不瞑。"可见,年老体衰及虚证患者更易出现睡眠障碍。对此,华师主张应辨证给予简便的方药调养,如服用六味地黄丸、逍遥丸、归脾丸、甘麦大枣汤等防止疾病复发,常可取得理想的疗效。

4.动静相宜 《灵枢·邪客》有"人与天地相参与,与日月相应也",《灵枢·寒热病》云:"阳气盛则瞋目,阴气盛则瞑目。"人体睡眠的功能活动与阴阳出入潜伏相关,昼主阳,夜主阴,昼则阳出于阴,夜则阳入于阴,从而维持睡眠的昼醒夜寐。华师临证注重对失眠患者的调护,主张动静相宜,即白天适当活动,晚上睡前保持安静。如此顺应天时,"与天地同纪"(《灵枢·营卫生会》),昼养阳,夜养阴,使阴阳消长自然有序,逐步恢复患者紊乱的生物节律。同时常鼓励患者放松心情,重拾睡眠信心,再配合药物治疗,常可达到满意的安眠效果。

华明珍治疗不寐经验

不寐一证的发生多源于肝肾心脾的功能失调。心气虚,心阳不能下交于肾,肾水亏,肾阴不能上济于心,或思虑过度,劳伤心脾,或水不涵木,肝阳上亢等,均可导致本病。故治疗本病多从调理心肝脾肾的机能方面着手。

1. 重视滋补肝肾　老师治疗本病,处方用药重视滋补,尤其是滋补肝肾。肝肾的机能状况与体质的盛衰及高级神经功能活动有密切关系。早在《黄帝内经》中即有"肾者……受五脏六腑之精而藏之""肾者,作强之官,伎巧出焉"的论述。其后《难经》中有"所谓生气之原者,十二经脉之根本也。谓肾间动气也,此五脏六腑之本,十二经脉之根,呼吸之门,三焦之源……"张仲景更有"命门为精血之海……为元气之根,五脏之阴气非此不能滋,五脏之阳气非此不能发"的进一步论述。可见肾脏对于人体的重要性。故有"肾为先天之本"之说。此外,前人并有"乙(肝)癸(肾)同源"的说法。且滋肾药物多兼有养肝作用。不寐的发病机制,不外阴虚阳盛或阴阳两虚,前者乃肝肾阴虚,肝阴虚则肝阳偏亢,肾阴虚,肾水不能上济于心,心火独盛,后者则为肾脏之阴阳两虚。

2. 注重脾胃功能　老师非常重视脾胃,强调脾胃乃后天之本。"五脏六腑皆禀气于胃",脾胃在人体生理及病理过程中具有极为重要的意义。调理脾胃不仅对脾胃本身疾病有较好疗效,且治疗任何疾病也只有脾胃机能健全,受纳输布机能正常,才能将药力输布至病所,更好地发挥药物的效能。因此,老师对不寐的治疗,也十分强调调理脾胃,多喜用白术、砂仁等药。至于伴有脾胃症状者更是必用之品。

3. 善用酸枣仁　酸枣仁能镇静安眠,早为历代医家所重视,张仲景即有酸枣仁汤以治疗"虚烦不得眠",后世医家对酸枣仁的作用也屡有阐述,认为本药有养心宁神的作用,故多用于治疗不寐症。近代许多药理学者经过实验证实,酸枣仁确有较好的镇静安神作用。老师根据《名医别录》酸枣仁能"补中、益肝气、坚筋骨、助阴气、能令人肥健"的记载,并结合自身经验,认为该药不仅是治疗不寐之要药,且具有滋补强壮作用。久服能养心健脑、安五脏、强精神。老师治疗不寐,酸枣仁为必用之品,其用量除根据体质强弱、病情轻重而酌定外,一般成人一次剂量多在30 g。另外,在酸枣仁的用法上,华明珍教授喜欢生熟并用。《本草纲目》有"熟用疗胆虚不得眠……生用疗胆热好眠"一说。酸枣仁生熟之差,有兴奋或抑制的不同作用。

口疮的辨治经验

慢性复发性口腔溃疡是一种常见病、多发病,其病程长,反复发作,对患者身心危害较大。临床表现为口腔黏膜反复出现孤立的、圆形或椭圆形的浅表性溃疡,局部灼热疼痛。

口腔溃疡属于中医"口疮""口糜"范畴。口疮虽生于口,但与内脏有密切关系。中医学认为,脾开窍于口,心开窍于舌,肾脉连咽,系舌本,两颊与齿龈属胃与大肠,任脉、督脉均上络口腔唇舌,表明口疮的发生与五脏关系密切。《素问·至真要大论》说:"诸痛痒疮,皆属于心。"口疮之火,不独责之于心。平时忧思恼怒、嗜好烟酒咖啡、过食肥甘厚腻,均可致心脾积热、肺胃郁热、肝胆蕴热,发为口疮,多为实证;肾阴不足,虚火上炎,发为口疮,多为虚证;年老体弱,劳倦内伤,损伤脾胃,可致中焦枢纽失司,上下气机不通,上焦之阳不能下降,下焦之阴不能上行,心火独盛,循经上炎,也可发为口疮,此多为虚证。正如李东垣在《脾胃论》中所说:"既脾胃气衰,元气不足,而心火独盛。心火者,阴火也,起于下焦,其系于心,心不主令,相火代之""胃病则气短,精神少而生大热,有时胃火上行独燎其面"。

治疗口疮要分虚实,辨脏腑,辨病与辨证相结合,才能取得较好疗效。口疮临床见证颇多,其中以心脾蕴热和虚火上炎最为多见。临床辨治体会如下。

一、辨证类型

1. 心脾蕴热证 主要表现为舌尖、舌边、舌面,或齿龈,或两颊部口疮反复发作,溃疡表面覆盖黄苔,中间基底部凹陷,四周隆起,红肿热痛,口苦口臭,心烦躁热,小便短赤,大便秘结。舌红苔黄,脉弦滑。证属心脾热盛,肌腐生疮。治宜清热泻火,生肌疗疮。方用自拟泻心疗疮汤:黄芩 15 g,黄连 5 g,大黄 10 g,赤芍 15 g,白芍 15 g,莲子心 3 g,生甘草 5 g,虎杖 15 g,炒栀子 10 g,连翘 15 g。

2. 虚火上炎证 主要表现为口疮反复发作,疼痛不堪,溃疡表面覆盖白苔,中间基底部凹陷,四周略隆起,色不红,气短乏力,烦热颧红,口干不渴,小便短赤,舌尖红苔少或有裂纹,脉略细数。证属肝肾不足,虚火上扰。治宜养阴生津,滋阴降火。方用自拟梅翘饮:生地 15 g,北沙参 15 g,丹皮 15 g,泽泻 15 g,茯苓20 g,知母10 g,麦冬15 g,乌梅15 g,连翘15 g,玉竹15 g,黄精15 g,甘草6 g。

二、治疗心得

1. 口疮多为火热之证,当分虚实   若患者是青年,口疮剧痛,犹如火灼,口苦口臭,便干尿黄,为实热实火。治当清热泻火、解毒止痛;若患者年老体弱,口疮隐隐作痛,咽干舌燥,烦热或五心烦热,舌红少津,为虚热虚火,治宜养阴生津,清降虚火。

2. 局部治疗和整体治疗相结合可提高疗效   口疮部位在口腔,除辨证施治、整体调节治疗外,尚需局部用药,使药物直接作用于口疮局部。临床常用梅花点舌丹、西黄清醒丸、六神丸等药,令病人少量多次含服,以缓解局部症状,促进溃疡愈合,提高治疗效果。

3. 黄芪、甘草是治疗口腔溃疡的良药   黄芪补气固表,有敛疮生肌收口之效,最适用于口腔溃疡的治疗,现代药理研究表明,黄芪可增强机体免疫功能,有促进伤口愈合的作用。生甘草有清热解毒之功,现代药理研究表明,甘草有类激素样作用。故不论口疮属实火虚火,在辨证论治的处方中酌情加入生黄芪和生甘草,可减轻口疮疼痛,促进溃疡愈合。

4. 保持大便通畅是治疗口疮的关键   口疮多为脏腑之火上炎,熏蒸口腔黏膜而病。治疗口疮用生地养阴生津以灭虚火,用虎杖清热泻火以灭实火。临床研究表明,大剂量生地黄有养阴生津、润肠通便的作用;现代药理研究表明,虎杖含有蒽醌类化合物,如大黄素、大黄酚、大黄酸、大黄素甲醚等,具有显著的泻下通腑作用。口疮患者服药后二便通畅,火热下行,引起口疮的实火与虚火随二便排出,口疮自然会愈合。除药物疏通二便以外,还应嘱咐患者要多喝白开水,多吃新鲜蔬菜和水果,保持二便通畅,少烟少酒,少吃辛辣油炸食品,减少火热的来源。同时注意口腔卫生,适当参加体育活动,增强体质,也是预防口腔溃疡复发的重要措施。

更年期综合征的临证经验

一般在绝经过渡期月经紊乱时,更年期症状就已经开始出现,可持续至绝经后 2~3 年,仅少数人到绝经 5~10 年后症状才能减轻或消失。常见月经紊乱、烘热汗出、烦躁易怒、心悸失眠、头晕健忘、精神抑郁、情志异常、胸闷善叹息、咽喉异物感、浮肿、大便溏薄、皮肤瘙痒,或有蚁行感等异常感觉,中医称为绝经前后诸症或经断前后诸症。本质是内分泌的变化。更年期症状使患者饱受精神上的痛苦,并且发生高血压、冠心病、动脉硬化、骨质疏松引起骨折的危险性增大。1932 年人们开始尝试用雌激素预防更年期综合征,近五十年来,研究使用雌激素的治疗问题受到重视,也予以肯定。但由于许多药物可使肝病的负荷加重,盲目应用也有增加乳腺癌或子宫内膜癌的潜在危险。故与雌激素相关的肿瘤(乳腺癌、子宫内膜癌、黑色素癌)、严重肝肾疾患、近期有血栓栓塞的患者须禁用,有糖尿病、妇科疾患或乳腺癌家族史的病人必须在医生的指导下慎用,影响了雌激素的广泛应用。

那么更年期综合征该如何治疗,中医发挥辨证施治的优势,取得了可喜的进展。从目前中医治疗更年期综合征的研究资料来看,中医不仅在疗效上能与雌激素媲美,而且在安全性上有过之而无不及。更重要的是中药对更年期综合征的性腺轴有调节作用,尤其通过卵巢内调节使"垂死"的卵泡复苏,延缓卵巢老化,这也是单纯替代疗法的雌激素作用不能比拟的。而且中药能提高更年期综合征的免疫功能,并能防治骨质疏松。中医认为更年期综合征的发生,以肾精亏虚、天癸衰竭、精血不足、冲任不通为根本原因;而水不涵木(即肝肾不足),肝郁火旺则是发病的常见诱因;痰湿或瘀血阻滞常使病情加重或发展。故本病之本虽在肾,而其标在心、在肝、在脾。尤以心肝更为突出。以肾精亏损为本,以心肝火旺为标,痰瘀内生为标。治疗可从肾论治,或从肝、脾、肾论治,或从心、肝、肾论治,或从痰瘀论治。临床根据不同证型,辨证论治,中医药治疗可发挥多环节、多层次、多角度、多靶点作用的特点。滋阴补肾、壮骨填髓是治本之法,疏肝解郁、健脾和胃为对症之策,益气化痰、活血化瘀则是防止病情进一步发展的必要措施。通过治疗,减轻症状,缩短病程,调整患者激素-内分泌系统功能,改善机体内外环境,从而缓解或减轻更年期综合征的各种症状,使其达到新的动态平衡。

　　治疗女性更年期综合征常用的中成药有：六味地黄丸、左归丸、杞菊地黄丸、知柏地黄丸、五子衍宗丸、金匮肾气丸、天王补心丹等，也可以根据病情辨证施治，辨证选用。同时辅以物理治疗：如针灸、耳针、梅花针、理疗、推拿、按摩等疗法，可改善血液循环、调节自主神经功能。食疗处方可先请中医辨证后，根据不同症型选用。珍稀药材配伍应用，具有滋阴补肾、益气养血、活血调经、健脾去湿的作用，对更年期的女性极为有益，能调节更年期女性的内分泌，帮助身体建立新的平衡，恢复正常的生理状态。如滋阴补肾、活血调经、益气养血，可减轻更年期女性的易出汗、潮热、失眠多梦、焦虑等症状。常用的食疗处方如：甲鱼枸杞汤、桑椹糯米粥、核桃仁粥、羊肉炖栗子等，可滋阴补肾，促进体内的阴阳平衡。另外，更年期的女性应加强体育锻炼，锻炼对中枢神经系统和内分泌系统都有良好的刺激，能改善体内代谢。养生锻炼的项目，如气功、太极拳、八段锦、五禽戏、推拿、保健按摩、慢跑、体操、散步等活动，都可选用。实践证明，这些不仅是有效的治疗手段，而且还具有健身、延年的作用。

糖尿病神经病变的辨治经验

糖尿病性神经病变,是糖尿病最多见的并发症之一,其病变可累及周围神经和中枢神经。早期糖尿病患者即可并发神经病变,常出现肢体麻木、疼痛等周围神经受损害的症状。并发神经病变的糖尿病患者,其临床表现差异较大,部分患者在发病时极其痛苦。根据该病的发病机制和患者的临床表现,按照中医的分类,可将其归入由消渴病(即糖尿病)并发的痹证、痿证或麻木等范畴。祖国医学对于由消渴病并发的痹证和痿证认识很早,如金元时《丹溪心法》一书中就有"肾虚受之,腿膝枯细,骨节酸痛"之记载。而明朝的《普济方》中也有"肾消口干,眼涩阴痿,手足烦疼"的论述,并已认识到糖尿病性神经病变主要是由于肾虚导致的。

糖尿病性神经病变的病因比较复杂,根据中医对该病病因的认识和患者的临床表现可将其分为脾虚肺燥型、气虚营弱型、寒凝血脉型、肝肾阴虚型及痰湿瘀阻型五种类型。在治疗该病时,一定要根据糖尿病患者的具体情况辨证施治,如糖尿病患者多表现为气阴两虚,而中医治疗痹症的药物又多为辛温燥烈之品,故在对该病患者进行治疗时,应尽量选择药性缓和的药物,使祛邪与扶正治疗并重,以避免因急功近利而导致患者气阴更加亏虚。根据临床体会,分以下几种情况。

一、辨证分型

1. 脾虚肺燥型　此型糖尿病性神经病变患者的临床表现主要是:肢体麻木或疼痛,下肢痿弱,倦怠乏力,少气懒言,皮肤干燥无华,纳呆便溏,咽喉不利或口渴,舌红或淡、苔黄或白而少津,脉细无力。治疗此症宜采取健脾清肺、润燥利湿的原则,可选用清燥汤加减。其方药组成为:黄芪50 g,白术、陈皮、泽泻各20 g,人参、茯苓各15 g,炙甘草、猪苓、炒神曲、麦冬、当归、生地黄、五味子各10 g,升麻7 g,黄连、炒黄柏、苍术、柴胡各6 g。血虚麻木甚者可加当归、鸡血藤、丹参,肢厥冷痛者可加炮附子、淫羊藿、肉桂,瘀血重者可加牛膝、川芎、桃仁。

2. 气虚营弱型　此型糖尿病性神经病变患者的临床表现主要是:肢体麻木

或有蚁行感,下肢痿弱无力,气短乏力,倦怠嗜卧,面色无华,心悸头晕或自汗畏风,舌淡苔白,脉细无力。治疗此症宜采取益气养血的原则,可选用人参养荣汤加减。其方药组成为:白芍20 g,当归、肉桂、炙甘草、陈皮、人参、炒白术、黄芪各15 g,熟地、五味子、茯苓各10 g,炒远志7 g,鸡血藤25 g。肢体瘙痒者可加地肤子、白鲜皮、何首乌;肢体拘挛者可加木瓜、白芍、赤芍、伸筋草;肢体浮肿者可加防己、桂枝、茯苓。

3.寒凝血瘀型　此型糖尿病性神经病变患者的临床表现主要是:肢体(尤其是下肢)冷痛,入夜尤甚,得温痛缓,重者昼夜皆痛,跌阳脉微弱或无,舌淡嫩或胖、苔白或润、脉沉细或弦紧。治疗此症宜采取益气散寒、活血通脉的原则,可选用黄芪桂枝五物汤合桃红四物汤加减。其方药组成为:黄芪15~30 g,桂枝、干姜各12 g,杭白芍25 g,桃仁、川芎、当归、熟地各15 g,红花10 g,附子(先煎)7 g。疼痛较重者可用桂枝芍药知母汤加减,其药物组成是:生姜、桂枝、知母、苍术、甘草、麻黄、炮附子、防风、白芍,寒邪重者可加细辛、葛根、桂枝,疼痛剧烈者可加川乌、干姜,或酌量使用马钱子,瘀血重者可加五灵脂、炒蒲黄、水蛭,或同时服用桂枝附子汤。

4.肝肾阴虚型　此型糖尿病性神经病变患者的临床表现主要是:肢体麻木、酸痛、灼痛或刺痛,骨肉瘦削,腰酸膝软,且伴有头晕、耳鸣、口干、便秘、舌暗红少苔、脉细数等症。治疗此症宜采取养肝益肾、通经活络的原则,可选用健步虎潜丸加减。其方药组成为:龟甲(先煎)、知母、生地、熟地、牛膝各15 g,黄柏、当归各12 g,杭白芍20 g,锁阳10 g,木瓜25 g,忍冬藤30 g,牛骨髓适量。肾虚腰痛甚者可加用豨莶草、牛膝、鹿衔草;阴虚甚者可重用生地,并加用菟丝子、枸杞子;阳虚者可加用鹿茸、巴戟天、肉苁蓉;肢体麻木、疼痛较重者可加用蜈蚣、全蝎、蕲蛇。

5.痰湿瘀阻型　此型糖尿病性神经病变患者的临床表现主要是:肢体麻木困重、灼热疼痛,下肢痿弱无力,或局部红肿热痛,且伴有大便不爽、小便黄赤、口苦而黏、舌紫或暗、苔黄腻或白浊而润、脉弦滑或濡数等症。治疗此症宜采取祛痰利湿、活血通络的原则,可选用身痛逐瘀汤合四妙散加减。其方药组成为:牛膝20 g,地龙、香附、秦艽、黄柏各12 g,木瓜、当归、川芎、苍术各15 g,甘草10 g,黄芪30 g,薏苡仁25 g。呕恶甚者可同时服用平胃散,其药物组成是:苍术、厚朴、陈皮、甘草、生姜、大枣。肢体顽固麻木且疼痛者可加用白芥子、瓜蒌,瘀浊甚者可加用乳香、没药。

二、治疗心得

中医治疗糖尿病性神经病变,应采取补肝肾、养阴、祛湿通络的基本原则,在该病的早期宜祛湿通络,在该病的中、晚期需兼顾补气养血,反复难愈者需加用活血化瘀及搜风通络之药,而补肝益肾、养阴的治疗原则须贯穿治疗的整个过程。

在临床上治疗糖尿病性神经病变的过程中,关于用药有如下体会。

1.对辛散药的应用 《伤寒论》中有用桂枝附子汤治疗痹痛的记载,其目的是取附子温里祛寒之力,取桂枝辛温解表之功,一表一里,使里寒得以驱除。笔者在临床上对于属于寒凝血瘀型疼痛剧烈的患者,常适当选用葛根、桑叶、麻黄、细辛、蝉衣等走表之轻品,使部分寒邪从表而散,尤其是秋冬之季或患者兼有外感之邪时,选用这些药疗效更佳。

2.对祛湿通络药的应用 在必须使用祛湿通络药时,笔者常结合消渴病患者多气阴两虚的病理特点,尽可能地选择诸如淫羊藿、威灵仙、薏苡仁、五加皮等在现代药理研究中已证实具有降糖作用的药物,从而尽可能地减少燥类药对消渴病患者的损害,并维持其血糖的稳定。临床实践证实,用威灵仙配合生地或熟地,治疗消渴病引起的痹证疗效较好。

3.可按病变部位选药 并发神经病变的糖尿病患者,其病灶有时相对固定,症状亦较重。对这类患者进行治疗时,可在辨证治疗的同时,依据病邪停滞的部位选择药物,以达到引药入经、直达病所的目的,如病变在上肢者可选用桑枝、川芎、姜黄;病变在下肢者可选用牛膝、杜仲、桑寄生;病变在脚踝者可选用熟地、牛膝;病变在小腿者可选用白芍、木瓜。

4.关于马钱子的应用 马钱子又名"番木鳖",其性味苦寒,有毒,具有通络散结、消肿定痛的功效。在临床上,笔者将马钱子主要用于治疗难以控制的剧烈疼痛,并在应用马钱子的同时,从甘草、何首乌、当归、白芍、生地等药物中选出 1～3 味药与其同用,以起到益阴养血的作用。马钱子的用量必须根据患者的体质、病情等具体情况以及医生的临床经验而定,一般每次口服的剂量应从 0.3 g 起始,以免发生中毒。

5.对于肢体灼热剧痛者的治疗 有些并发神经病变的糖尿病患者可出现肢体灼热剧痛,甚至不能覆盖任何衣被的症状。在这种情况下,单纯用养阴清热或活血通络的药物是难以奏效的。为此,笔者常用芍药甘草汤(芍药、甘草)

合四妙散(苍术、黄柏、牛膝、薏苡仁),再加忍冬藤和生地来进行治疗,并取得了较显著的疗效。但生地的用量不宜过大,以免助湿碍胃(腻膈)。

6. 对于肢体麻木者宜养血兼搜风　中医认为"治风先治血,血行风自灭",所以,对于肢体麻木的糖尿病患者,应以益气养血为本,尤其是对于病情较轻、发病时间较短的患者更该如此。但临床上常可遇到屡治无效的顽固性肢体麻木患者,这样的患者其风邪除由血虚而生之外,还有兼由肝虚所生之成分,故治疗时需在益气养血的基础上,适当地选用搜风剔络之药,如蝉衣、僵蚕、全蝎等,尤其是川芎不可少,因为该药可通过行血祛风增强疗效。

黄芪桂枝五物汤的临床运用经验

华明珍教授临床应用黄芪桂枝五物汤的范围很广,主要是由于她能依据临证表现,对本方灵活加减。若治疗上肢痹痛时常加防风、桑枝、羌活,下肢痹痛时常加杜仲、牛膝、木瓜;血虚重者加当归、鸡血藤,气虚重者倍用黄芪,加党参;阳虚肢冷者加附子;阴虚潮热者加龟甲、知母、生地;筋挛麻痹者加地龙、乌蛇,血痹痛甚者加桃仁、红花、丹参。华教授对于本方无论怎样加减变通,总不失其立方旨意,她说:"若不守病机,随意加减,失去原方的旨意,临床很难奏效。"

1. 消渴病痹症 糖尿病属祖国医学"消渴"范畴,糖尿病周围神经病变则属"痹症""血痹""痿证"范畴。在我国,随着人民生活水平的提高,生活方式的改变,糖尿病的发生呈逐年上升趋势,而糖尿病周围神经病变,是糖尿病最常见的慢性并发症和主要致病因素之一。严重地影响糖尿病病人的生活质量。采用加味"黄芪桂枝五物汤"治疗本症。临床表现如下。

(1)口渴多饮,多食善饥,尿量增多,形体消瘦。

(2)空腹、餐后血糖升高,同时有糖尿病周围神经病变症状和体征:患者皮肤呈对称性麻木或疼痛,下肢重于上肢,夜间尤甚,有虫爬感或袜套感;肌肤粗糙或皮肤瘙痒,或有皮肤深浅感觉减退;肌萎缩或肌无力,肌张力下降,腱反射减弱或消失;排除其他原因所致的周围神经病变。

加味黄芪桂枝五物汤:黄芪 50 g,芍药、桂枝、王不留行、地龙、木瓜各 15 g,鸡血藤 30 g,红花、丹参、牛膝各 10 g,全蝎、生姜各 6 g,大枣 5 枚。

糖尿病周围神经病变,是糖尿病最常见的慢性并发症之一,其发病机制西医至今尚不清楚。祖国医学认为,糖尿病周围神经病变多由消渴病迁延日久,阴损及阳而致气阴两虚,阴阳俱虚,营卫不和,血行不畅,脉络瘀滞,经络肌肤失于濡养所致。其症见肢体麻木疼痛,肢末不温、面色晦暗、神疲乏力,舌质淡黯,脉微涩紧等。"黄芪桂枝五物汤"为张仲景《金匮要略》治疗"血痹"之方剂,以益气温经、和营通痹为法,主治肌肤麻木不仁,脉微而涩,方中重用黄芪大补元气,合桂枝益气通阳,桂枝合芍药、姜、枣以调和营卫;加鸡血藤、红花、木瓜、王不留行、丹参以舒筋活血通络;全蝎、地龙通络止痛;牛膝引药下行。现代药理研究黄芪可改善微循环,消除自由基,抑制脂质过氧化,保护血管内皮细胞,增强神经生长因子作用,有利于神经细胞损伤的恢复;地龙、红花、丹参有抑制血小板聚集、抗凝的作用,可降低血液黏稠度,改善循环和组织缺氧,从而改善神经功能。诸药合用,共奏气血旺盛、邪去痹通、营卫调和、肌肤得养、诸症消失的功效。

2. 神经炎　股外侧皮神经炎,临床主要表现为大腿前外侧皮肤麻木、刺痛、板滞、蚁走感、发凉等感觉异常,行走或站立过久后加剧,检查该区域皮肤浅感觉减退或消失,其发生与外伤、受压、受寒等原因引起局部血液循环不良,神经缺血、缺氧有关。

向某,女,52 岁,行政办公人员。因"右大腿外侧麻木 1 年半,加重 10 余天"于 2015 年 3 月 13 日来诊。患者体质素弱,易患感冒。1 年半前无明显诱因出现右大腿外侧麻木,久站久行后加重,但不影响活动,经推拿、针灸、穴位注射维生素类药物无明显缓解。10 天前患者因感受风寒,上述症状加重,并伴见右大腿外侧刺痛,遇寒尤甚,得热则减,汗出恶风。查体:右大腿皮色及皮温正常,大腿外侧皮肤痛觉、温度觉、触觉均稍有减弱,局部无明显压痛。舌淡红,苔薄白,脉弱。西医诊断:右股外侧皮神经炎;中医诊断:右腿痹证(气虚血滞,营卫不和,络脉痹阻)。华教授予黄芪桂枝五物汤加减以益气温经,和营通痹。处方:黄芪 30 g,桂枝 10 g,白芍 20 g,生姜 15 g,大枣 5 枚,当归 15 g,独活 12 g,全蝎 10 g(研末装胶囊吞服)。6 剂,水煎取汁,分 3 次服,每日 1 剂。

服药后患者病情好转,麻木及刺痛感明显消失。继用前方加鸡血藤 20 g,再服 5 剂,临床症状消失,随访半年未复发。

【按语】股外侧皮神经炎临床主要表现为大腿前外侧皮肤麻木、刺痛、板滞、蚁走感、发凉等感觉异常,行走或站立过久后加剧,检查该区域皮肤浅感觉减退或消失,其发生与外伤、受压、受寒等原因引起局部血液循环不良,神经缺血缺氧有关。华明珍教授认为,此患者的临床表现应属"皮痹""血痹""寒痹"范畴,其病机为阳气不足,营卫俱弱,寒客营卫,气血瘀阻,肌肤失养而发病。用黄芪桂枝五物汤加味治疗,可益气助卫,温经散寒,和营通痹。加当归、独活以加强养血通络、祛寒除湿、通痹止痛的作用;加全蝎以搜风通络止痛。

浅谈活血化瘀类方剂的配伍方法

中医临床用药治病多数采用复方形式,在辨证审因、确立治法之后,便进入了具体的遣药组方阶段。药物的功用各有所长,也各有所短,只有通过合理的组织,调其偏性,制其毒性,增强或改变原有的功能,消除或缓解其对人体的不良因素,发挥其相辅相成或相反相成的综合作用,使各具特性的群药组合成一个新的有机整体,才能符合辨证论治的要求。这种运用药物的组合过程,中医药学称之为"配伍"。运用配伍方法遣药组方就是要达到充分发挥药物对治疗疾病有"利"的一面,同时又能控制、减少甚至消除药物对人体有"弊"的一面,即"用药有利有弊,用方有利无弊"的目的。活血化瘀类方剂是以活血化瘀的药物为主组成,具有消除瘀血、通行血脉、促进血行等作用,治疗瘀血病证的方剂。活血化瘀药常用川芎、赤芍、丹参、桃仁、红花等,瘀血甚者可用虫类破血药,如䗪虫、水蛭之类。临证根据气与血的关系,血与阴津的关系,病性的寒、热、虚、实及兼夹病证,酌配相应的药物,以达到增强药力、扩大治疗范围、适应复杂病情、控制药物的毒副作用,即增效、广效、低毒的目的。

1. 配理气药　如枳壳、香附、乌药、檀香、木香、降香、青皮、陈皮之类。因气为血之帅,血为气之母,气滞是瘀血形成的重要的原因,血瘀亦可加重气滞,因而理气药是活血药的重要配伍。如《时方歌括》丹参饮应用檀香、砂仁等。《医林改错》血府逐瘀汤中配伍枳壳、柴胡;《医学发明》复元活血汤中配伍柴胡等,均属此种配伍方法。

2. 配养血补血药　如生地、当归、白芍之类。瘀血内结,阻滞血行,法当祛瘀,但活血化瘀之品性多破泄,逐瘀过程易伤其正,久用逐瘀,亦易伤正,瘀血阻滞,往往影响新血的化生,而新血不生,瘀血亦不能自去。适当配养血补血药,既可祛瘀不伤正,又利于化瘀。如《医林改错》中血府逐瘀汤、《医垒元戎》之桃红四物汤等皆以当归、地黄补血调血。《症因脉治》治血瘀阻络之活血汤以当归、白芍养血补血等,皆是此意。

3. 配补气药　如人参、黄芪、党参之类。气虚不能鼓动血行,也能引起血脉的运行不畅,从而发生瘀滞。《张氏医通·诸血门》云:"盖气与血,两相维附,气不得血,则散而无统,血不得气,则凝而不流。"《景岳全书》:"气虚而血滞,气弱而血不行。"血瘀证属气虚不能鼓动血行而致瘀者,治疗当从补气活血立法,有时甚至宜着重使用补气药,使气旺以促血行。《医林改错》补阳还五汤,治疗中风后气虚血瘀、脉络瘀阻之证,重用生黄芪大补元气以鼓动血行,辅以小量之归尾、桃仁、红花、赤芍、川芎、地龙以活血通络。

4. 配温经散寒药　如桂枝、肉桂、干姜之类。经云:"气血者,喜温而恶寒,寒则涩而不流,温则消而去之。"血得温而行,遇寒则凝。寒凝而血瘀者,寒凝为本,血瘀为标,祛瘀固然重要,若仅祛瘀,寒凝不散,血脉不得畅行,瘀血终不能除。此类配伍,除用具有辛散温通作用的活血化瘀药外,还常用温经散寒兼能活血通脉之品,而温通之品性多刚燥,易动血耗血,故又须酌情参以柔润之品,使刚柔相济。如温经汤治冲脉虚寒、瘀阻胞宫之月经不调、痛经、崩漏下血等证,药用桂枝、吴茱萸温经散寒,通利血脉,辅以川芎、当归、丹皮活血祛瘀,配伍阿胶、麦冬、芍药阴柔滋润,使其温通经脉而不燥烈,养血柔润又不碍血行,相制而又相济。

5. 配清热药　如丹皮、赤芍、生地、栀子、黄连之类。瘀血日久,易于化热,出现瘀热并见之证。《成方便读》指出"瘀血之处,必有浮阳。"另外,温热火毒亦是形成瘀血的重要病因,火热毒盛,既能壅滞气机,影响血液的运行,亦能煎灼营血,形成瘀热互结之证。对于瘀血证偏于热者,以及温热病过程中的营血瘀滞阶段,治须清热与化瘀兼行。选药以赤芍、丹皮、丹参等既凉血清热又活血祛瘀者最宜。若热毒盛者,可酌配黄芩、黄连、栀子、连翘等泻火解毒之品。方如《重订通俗伤寒论》治疗热闭心包、血络瘀滞之犀地清络饮,以红花、桃仁、丹皮、赤芍配伍连翘清火解毒。而治瘟疫热毒、热与血结、气血两燔证之清瘟败毒饮,则以赤芍、丹皮凉血活血与黄芩、黄连、栀子、连翘泻火解毒并用。

6. 配泻下攻逐药　如大黄、芒硝、桃仁之类。瘀血停蓄、脉络闭阻而致经水不利、闭经、痛经、产后恶露不下及肠痈腹痛、瘀积等病位偏下,病势趋下者,治疗宜因势利导。适当配伍攻积逐瘀之品,导引瘀滞下行,使邪有出路。此即《黄帝内经》所谓"血实宜决之""其下者,引而竭之。"此类配伍多选既能逐瘀又能通腑泻下之大黄,以及祛瘀又能润肠通便之桃仁、当归等。方如治下焦蓄血之抵当汤、治"腹中有干血著脐下"之经水不利、产后瘀阻腹痛之下瘀血汤等,皆以大黄、桃仁配以水蛭、虻虫、䗪虫逐瘀下血,推陈致新。后世如活血祛瘀、疏肝通络之复元活血汤,重用大黄荡涤凝瘀败血下行,配伍桃仁、红花、穿山甲等活血通络,可"使去者去,生者生,痛自解,而元自复"。原则上配泻下攻逐药要在正气不虚时,如有正虚,当攻补兼施。

7.配利水药 津液与血同源异类,若血行不畅,脉络瘀滞,往往影响脏腑的气化功能,使水液运行障碍,导致瘀血兼夹水湿之证。此即张仲景所谓"血不利则为水。"若津液不布,化为水湿,阻遏气机,又加重血瘀,故《血证论》又有"血结亦病水,水结亦病血"之论,指出"血既变水,即从水论治""凡调血,先须调水"。对血瘀兼有水湿者,立法制方宜瘀水兼治,以活血祛瘀为主,适当配伍利水祛湿之品,既能祛其水湿,又能加强活血化瘀之功。选药宜用活血兼能利水之品,如益母草、泽兰、牛膝等;或利水兼有活血作用者,如木通、通草等;及淡渗利湿药,如茯苓、泽泻、薏苡仁等。方如《金匮要略》治腹中瘀血癥积之桂枝茯苓丸,配伍茯苓渗湿利水,合桂枝温通血脉、化气行水,与丹皮、桃仁等合用,则有助于活血化瘀。

8.配化痰药 如半夏、胆南星、竹茹、射干之类。津血同源,痰瘀相关,血瘀可致水湿内生,湿聚则可化为痰浊。故对于瘀血夹痰者,宜酌配祛痰化浊之品,以痰瘀并治。方如治气滞血凝日久与痰湿搏结成癥积之鳖甲煎丸。以鳖甲、桃仁、丹皮、大黄、䗪虫活血祛瘀消癥,配半夏、射干、葶苈子祛痰开瘀散结,成为痰瘀并治之代表方剂。

所以通过配伍,不仅能使活血化瘀药增强原有的消除瘀血、通行血脉、促进血行等作用,还能消除或缓解其对人体的不良影响,发挥其相辅相成或相反相成的综合作用,并可对瘀血证的各种不良作用及兼夹症状进行综合治理,使达到高效、广效、低毒的目的。

试论中药治病的原理

中医学认为,任何疾病的发生发展过程都是致病因素(邪气)作用于人体,引起机体正邪斗争,从而导致阴阳气血偏盛偏虚或脏腑经络机能活动失常的结果,因此,药物治疗疾病的基本作用不外是扶正祛邪,消除病因,恢复脏腑的正常生理功能,纠正阴阳气血偏盛偏衰的病理现象,使之最大程度上恢复到正常状态,达到治愈疾病,恢复健康的目的。药物之所以能够针对病情,发挥上述基本作用,是由于各种药物本身各自具有若干特性和作用,前人将之称为药物的偏性,意思是以药物的偏性来纠正疾病所表现出来的阴阳偏盛偏衰。药物治病的性质和作用统称为药物的性能,主要包括性、味、归经、升降沉浮及有毒、无毒。

药物都具有一定的性和味。寒、热、温、凉四种药性,又称为四气。药性的寒、热、温、凉是由药物作用于人体所产生的不同反应和不同疗效而总结出来的,它与所治疗疾病的性质是相对而言的。《神农本草经》云:"疗寒以热药,疗热以寒药。"《素问·至真要大论》云:"寒者热之,热者寒之。"是基本的治疗用药规律。五味,就是辛、甘、酸、苦、咸五种味,另外还有淡味、涩味。不同的味有不同的作用,味相同的药物,其作用也有相近或共同之处。一般临床用药是既用其气,又用其味,但有时在配伍其他药物复方用药时,就可出现或用其气,或用其味的不同情况。临床既要熟悉四气五味的一般规律,又要掌握每一药物气味的特殊治疗作用以及气味配合规律,才能很好地掌握药性,指导临床用药。

由于各种疾病的病机和证候上,常常表现出向上(如呕吐、喘咳)、向下(如泻利、崩漏、脱肛),或向外(如自汗、盗汗)、向内(如表证不解)等病势趋向,因此,能够针对病情,改善或消除这些病证的药物,相对来说也就分别具有升降浮沉的作用趋向,这种性能,可以纠正机体功能的失调,使之恢复正常,或因势利导,有助于祛邪外出。

药物对于机体某部分的选择性作用,主要对某经(脏腑及其经络)或某几经发生明显的作用,而对其他经则作用较小,或没有作用,这就是药物的归经。临床可以根据药物的归经对相应脏腑、经络病变有针对性地用药,提高治疗效果。

"毒药"是古代医药文献中药物的总称。张介宾云:"药以治病,因毒为能,所谓毒药,是以气味之有偏也。盖气味之正者,谷食之属是也,所以养人之正气。气味之偏也,药饵之属是也,所以去人之邪气。其为故也,正以人之为病,病在阴阳偏胜耳……是凡可辟邪安正者,均可称为毒药,故曰毒药攻邪也。"后世本草书籍标注的"大毒""中毒""小毒"多指一些具有一定毒性或副作用的药物。认识每一药物有无毒性以及毒性之强弱,治疗时可采用"以毒攻毒"的法则,如应用适宜的毒药来解疮毒、杀虫等。同时,认识各种药物的有毒、无毒、大毒、小毒,可以帮助我们理解其作用之峻利或和缓,并能根据病体虚实、疾病深浅来适当地选用药物和确定用量。并可通过必要的炮制、配伍、制剂的环节来减轻或消除其有害作用,以保证用药安全。

中医注重阴阳、脏腑、经络的理论,主张整体论治,利用方剂中药物配伍的综合作用来治疗疾病是中医治疗疾病的重要手段。中药大多通过方剂的形式达到治疗疾病的效果。方剂的整体功效要大于方中诸药的功效或其相加之和。方剂通过"君、臣、佐、使"的合理配伍,方剂中的药物通过四气五味、升降浮沉、归经及毒性大小等的选择,再通过配伍关系即"七情"以达到增效减毒等治疗效果,最终完成祛除病邪,消除病因,恢复脏腑功能的协调,纠正阴阳偏盛偏衰的病理现象,使疾病好转治愈。

所以说中药治病原理是前人在长期实践中对为数众多的药物的各种性质及其医疗作用的了解与认识不断深化,进而加以概括和总结,并以阴阳、脏腑、经络、治疗法则的医学理论为其理论基础,创造和逐步发展而成的,是整个中医学理论体系中一个重要组成部分。

华明珍教授谈临证用药

华明珍教授临证治疗选方用药主张从病情的实际出发,如开方时应考虑所取药物是否道地,煎药、服药的过程是否有困难,如口感过于难以下咽、药量过大、不利于煎煮等都应在医生处方的过程中给予关注,才能保证药效,达到治疗的目的。医生开出处方后,真正到患者入口还有很大的距离,但患者治疗有效、无效却常常只认为与医生用药的正确与否有关,做医生者就应该多考虑各方面的问题,否则辨证再准确,其他环节出问题也达不到治疗目的。

华明珍教授用药主张既有疗效,又尽量口感好,患者易于接受。华教授常说:"患者生病已很痛苦,为医者应尽量减轻其痛苦才好。"气味异常者尽量不用。如一患者因心悸来诊,有位医者开药苦参15 g,山豆根15 g等,患者晚上服过药后出现恶心、呕吐,至急诊科治疗,请华明珍教授会诊,她看过处方后认为是处方苦寒药物太过所致。苦参、山豆根等药本身口感较差,气味不佳,用药时应小量,并根据患者的体质情况酌情使用,而不是仅根据现代药理研究拿来就用,这样只会旧疾未愈又添新病。药物来源特殊者也不用,如五灵脂、蚕沙等动物的排泄物,华明珍教授均不应用。华教授认为这些药物对于患者来说均是较难接受的,即使疗效再佳,患者一旦知道药物的真实来源,内心不易接受,有时会认为不被尊重,心生误会,更何况并不是没有可替代的药物,所以临证多选用其他药物代替。另外,华明珍教授主张用药多选医食同源者,这样的药物副作用低,口感好,依从性高,更利于治疗,如《神农本草经》中的上品可适当多采用,而对于一些副作用大的药品,则要中病即止。

华明珍教授对药物的体会常来自她自身的应用体会,这是书本上所学不到的。如对于薄荷的体会,华教授说:"薄荷发汗力极强,一次我患感冒,在方药中加入薄荷10 g,结果出了很多的汗,我本身偏于气虚,本想取薄荷疏散风热,却反发散太过,影响了疾病的恢复。再看薄荷的常用剂量为3~6 g,可见古人用量来源于实践,我们的实践又是反复地印证前人的经验,所以临证治疗不发现问题又怎能深刻体会每一味药物的特性呢?"像这样华明珍教授常常把自身的用药体会,如服药后的感受、起作用时间、作用强度、持续时间加以记录,以便于今后的应用。华明珍教授认为,每一味药物,只有你认真体会和总结后再应用,才能胸有成竹,得心应手。

　　华明珍教授讲究注重一些药物的特殊功效,结合它的一般功效,应用时既注重特殊又符合一般,常会取得好的疗效。如京都念慈庵蜜炼川贝枇杷膏中为什么用远志? 远志的一般常用功效是安神益智,另外,远志尚有祛痰的作用,治疗咳嗽痰多。该方使用远志主要取其祛痰的作用,且咳嗽之人,夜间因咳嗽常影响入睡,远志又可安神,故可兼顾安眠,所以远志是合适的药物。熟悉了药物的药性才可理解有些药的应用目的。

医　论

张仲景"养慎"思想浅析

"养慎"者,内养正气,外慎风邪之谓也。医学史上,大凡巧手名流,莫不注重"治未病"。而善于"治未病"者,更被赞誉为"上工"。汉代名家张仲景的"养慎"学说,正是"治未病"的思想体现。由于"养慎"不似"六经""杂病"之类久负盛名,惹人瞩目,故未引起探讨仲景学说者的足够重视。但是,张氏的"养慎"思想,确是切中要害,精湛绝伦,言简意赅,别具一格,不失为仲景整个学术思想的重要组成部分。因此,研究"养慎"思想,对于养生防病有着较重要的学术价值。

抗衰延年之首要问题,乃是探讨人类自然衰亡的最高寿限。《伤寒杂病论·序》谓:人具"百年之寿命",此与《黄帝内经》"夫道者,年皆百数"的推算是一致的。仲景不仅提出了人的天然寿限,而且还认识到,由于疾病使人未接近这一寿限而中道夭折。如"卒然遭邪风之气,婴非常之疾,患及祸至……赍百年之寿命,持至贵之重器,委付凡医,恣其所措,咄嗟呜呼!厥身已毙"。固然,生理性衰老是不可抗拒的,然而,病理性衰老往往比生理性衰老出现要早,其对人体寿夭起着主要作用。因此,防治病理性衰老对延年益寿无疑有着积极的意义。

张仲景立足于"治未病"的观点,提出了"养慎"的卓越思想。依仲景之见,"千般疢难,不越三条:一者,经络受邪,入脏腑为内所因也;二者,四肢九窍,血脉相传,壅塞不通,为外皮肤所中也;三者,房室、金刃、虫兽所伤,以此详之,病由都尽。若人能养慎……不遣形体有衰,病则无由入其腠理。"(《金匮要略》)虽寥寥数语,着墨不多,但立论高超,咸中肯綮,鲜明地揭示了"养慎"可以防病的学术观点。

如何"养慎"? 仲景认为主要在于内调饮食,导引吐纳,勿令房劳;外避寒暑,顺应四时。在仲景看来,"凡饮食滋味,以养于生,食之有妨,反能为害"。他指出食节其苦酸辛甘,告诫人们"馨饪之邪,从口入者,宿食也"。篇中还别出心裁地提出了四时饮食禁忌,如"正月勿食生葱""十月勿食被霜生菜"云云。这些禁忌,在今天看来,是颇有科学道理的。仲景一面强调饮食养生,一面教人导引、吐纳,增强体质。他指出过度安逸,养尊处优,则气血蓄滞,容易生病。

仲景还认为房劳伤人,"房室勿令竭乏"。凡此内养措施,细腻入微,切实可法。而在外慎方面,仲景从人与自然密切相关的角度,指出自然界正常的气候能生长万物,人亦依赖此气生长;若气候反常,则能伤害万物,人亦不例外。

仲景提出服食适其寒温,"不令邪风干忤经络"。仲景还示人以六淫致病的规律,"五邪中人,各有法度,风中于前,寒中于暮,湿伤于下,雾伤于上……极寒伤经,极热伤络"。认识和掌握这些规律,对于避其外邪,是颇为有益的。

《金匮要略》治热之法

《金匮要略》中的治热之法颇多,关于热证的条文有数十条,处方数十张,均是仲景在长期医疗实践中得来的宝贵经验,很值得学习和研究。

治热之法:

1. 清法　包括①滋阴清热法:滋阴清热方用麦门冬汤、瓜蒌牡蛎汤、瓜蒌桂枝汤;清除余热方用百合地黄汤;清热止渴方用白虎加人参汤。②清热解毒法:方用泻心汤。③清化湿热法:清热解暑方用白虎加人参汤;利尿降热方用百合滑石散;渗湿清热方用赤小豆当归散;散风除湿清热方用桂枝芍药知母汤;利尿散热方用木防己汤;清热利湿方用茵陈蒿汤;清热利湿解毒方用白头翁汤。④清热泻火法:清三焦之热方用栀子大黄汤;清胃中实热,方用大承气汤;清解里热方用桂枝加黄芩汤。⑤清营凉血法:泻火止血方用泻心汤;凉血解毒方用大黄牡丹皮汤。

2. 汗法　发汗解表方用大青龙汤;辛温解表方用葛根汤。

3. 理气法　清热降气方用奔豚汤;清热降逆止呕方用橘皮竹茹汤;行气益阴方用芪芍桂酒汤;抑气敛逆方用桂枝茯苓五味甘草汤。

4. 和法　调和营卫方用桂枝加黄芩汤、阳旦汤;和解表里方用小柴胡汤;疏风和解合营方用小柴胡加桃仁、红花、丹皮、赤芍等。

5. 温里法　温脏回阳方用附子汤;回阳救逆方用通脉四逆汤、四逆汤。

6. 活血化瘀法　养气血行瘀痹方用温经汤。

7. 补益法　补益肾阳方用肾气丸。

8. 下法　主要用急下存阴法,方用大承气汤。其适应证是里热燥实之痉病发热。

9. 表里双解法　包括解表攻里除热法,方用厚朴七物汤;解表攻里法,方用竹叶汤;清热兼解表法,方用白虎加桂枝汤。

10. 甘温除热法　常用方剂为小建中汤、黄芪建中汤、桂枝汤加减。其适应证是有虚劳里急手足发热证等。

11. 外熏洗法　包括通表解里法、养阴止渴法,方用百合洗方外洗,其适应证是百合病热聚于肺而发热证;清热解毒外熏洗法,方用苦参汤熏洗。

《金匮要略》治热常用方剂中出现较多的是:桂枝汤及其加减方剂,重复出现3次以上;白虎加人参汤、大承气汤、小柴胡汤等各重复出现2次以上。药物方面:《金匮要略》治热药物有数十种,其中反复出现最多的是甘草、桂枝、生姜、大枣、人参、半夏、大黄、黄芩、知母、麻黄、当归、枳实、石膏等。药性方面有苦寒药、甘寒药、辛寒药、甘平药、辛温药。

仲景给后人提供了如此丰富的治热方法与方剂,是一笔珍贵的医学财富,开阔了我们的思路,我们应该认真地研究和继承,并在此基础上争取进一步的拓展、推广和创新。古人给我们打造了丰厚的基础,正是因此也使我们感到多么任重道远啊!

《金匮要略》以阴阳论治胸痹心痛浅析

《金匮要略·胸痹心痛短气病脉证并治》开启以阴阳论治胸痹心痛之肇端，将"胸痹而痛"责之于"阳微阴弦"，即"夫脉当取太过不及，阳微阴弦，即胸痹而痛，所以然者，责其极虚也。今阳虚知在上焦，所以胸痹、心痛者，以其阴弦故也"。

1. "阳微阴弦"的解释 "阳微阴弦"本为脉象表述，而其具体表现，有几种说法。

一者，阴阳是指脉体的相对位置。寸脉为阳，尺脉为阴，如"关之前者，阳之动也……关之后者，阴之动也"（《难经·三难》）。脉体的相对位置与其内在脏腑也是相互对应的。据《脉经·两手六脉所主五脏六腑阴阳逆顺第七》"阳微阴弦"当指关前寸口及所合上焦和关后尺中及所合下焦。"胸痹"定位在胸，合于上焦心肺，并无异议。而对于"阴"之所合，除"下焦"的观点，《高注金匮要略》认为应责之"胃腑下至肝脏"。而据附方瓜蒌薤白半夏汤、薏苡附子散、乌头赤石脂丸，也可认为"兼责中下二焦逆阴"。

二者，阴阳指脉位的相对性。脉浮为阳，脉沉为阴。《难经·四难》论脉，"浮者阳也，沉者阴也，故曰阴阳也"。《难经·六难》言"浮之损小，沉之实大，故曰阴盛阳虚"，此可与"阳微阴弦"并举。

2. 以"阳微阴弦"论治 《金匮要略》善以脉象表述病机。以脉测证，病机涉及多个脏腑之间的虚实正邪交争。

主证瓜蒌薤白白酒汤证，见"喘息咳唾，胸背痛，短气"，以瓜蒌实开胸中痰结而下气，辛温之薤白通上焦阳气，白酒辅助以行气通滞。薤白，辛、苦、温，通阳散结，行气导滞。白酒，味辛甘，升阳发散，气燥热，胜湿祛寒。全方重用辛温，"用辛以开胸痹，用温以行阳气也"（《医宗金鉴》）。上症加重，"不得卧，心痛彻背"，主方加半夏。半夏，辛、温，入脾胃燥湿而清痰源，苦善下泄而降逆散结，增益瓜蒌薤白白酒汤通阳祛痰之功。

胸痹，见"胸中气塞，短气"，相比主证为轻，治法以调气为主。以茯苓杏仁甘草汤健脾祛痰，茯苓健脾渗湿，杏仁化痰降气，甘草补中益气，润肺祛痰。本方较瓜蒌薤白组方，兼顾补虚祛实。以橘枳姜汤温中下气化饮，橘皮行肺胃之气而宣散,枳实行气除满,生姜和胃降逆化饮,重在行气开郁。橘枳姜汤与桂枝生姜枳实汤相比较,后者治疗"心中痞,诸逆心悬痛",症状较重,而以桂枝通阳散结。

胸痹,见"心中痞,留气结在胸,胸满,胁下逆抢心",涉及胸中、胁下。实证为主者,以枳实薤白桂枝汤,瓜蒌实、薤白辛散通阳祛痰,桂枝以助通阳,枳实、厚朴以降气行滞。桂枝,亦辛、甘,性温,善温阳,为仲景常用。虚证为主者,以人参汤健脾益气,温中祛痰。人参"主补五脏"(《神农本草经》)。白术健脾益气,兼以燥湿。干姜合甘草,辛甘化阳,温运脾气。

胸痹重症,以薏苡附子散。附子大辛、大热,上助心阳以通脉,中温脾阳以健运,下补肾阳以益火,而助阳祛寒止痛,为"回阳救逆第一品药"。薏苡仁行气化湿,并可舒解疼痛剧烈之拘急。

心痛重症,见"心痛彻背,背痛彻心",以乌头赤石脂丸,以乌头、附子、干姜、蜀椒一众大辛、大热之品温阳散寒,峻逐阴邪,并以赤石脂温涩,收敛阳气。

《金匮要略》治疗胸痹心痛以"阳微阴弦"立法,责之胸阳亏虚,痰浊阴寒之邪上犯。胸为心肺所居,是阳气聚集之处,本有温养全身之责,但胸阳亏虚,不能温助于下,而阴寒痰浊之邪更盛,邪气痹阻胸阳而加重阳虚,如此恶性循环。治疗上,胸阳亏虚为本,或温阳通达,或温阳补虚。邪气上犯,如痰饮之邪,或下气以开胸,或健运补中以清源;如阴寒之邪,或辛温宣散以通阳宣痹,或大辛、大热以温补下元。如《金匮玉函经二注》补注"微者,但通上焦不足之阳;甚者,且驱其下焦厥逆之阴"。通阳如瓜蒌、薤白,或辅以半夏燥湿祛痰,桂枝助阳平冲,厚朴、枳实降气,或人参汤温运助阳,甚者则以附子、乌头之类大辛、大热,祛寒逐阴。

3.以阴阳论治胸痹心痛的思考　自《黄帝内经》始,就重视"阳气为重"的观点。"阳气者,若天与日,失其所则折寿而不彰。"(《素问·生气通天论》)阳气就好像天上的太阳一样,其温煦之能至关重要,更何况是君主之官的阳气,即"主不明则十二官危"。《金匮要略》在此基础上给予了阳气以充分的重视,对胸痹心痛的症状、病机、治则、方药等论述也充分体现了阳气的重要性,相应的邪气也局限于阳气正对立面的阴寒痰饮,其来源也是属阴位的中下焦。因此,《金匮要略》所论述的胸痹心痛中,阴阳失和的冲突明显,故以阴阳论之。随着时间推移,后世医家对胸痹心痛的认识逐渐发展到更广泛意义上的阴阳之辨,病邪性质在更宽泛的气血津液辨证中讨论,但以阳气为主导的心胸作为主要病变部位,决定了阴阳论治仍是其重要的论治方面。

《伤寒论》《金匮要略》中眩晕的辨治

《伤寒论》《金匮要略》对眩晕证有多种称法,如目眩、眩冒等。临床表现大致相同,总为头晕眼花,站立不稳之意。引起眩晕的原因很多,如体虚、肝风、痰饮及精神刺激等均易致之。《伤寒论》《金匮要略》中出现的眩晕,大体可分为:阳虚水泛、阳气被郁、热扰清窍、阴竭阳脱、清阳不升、浊气上攻、精血亏虚、风邪上扰等证型。

1. 阳虚水泛　《伤寒论》67 条:"伤寒,若吐若下后,心下逆满,气上冲胸,起则头眩,脉沉紧,发汗则动经,身为振振摇者,茯苓桂枝白术甘草汤主之。"第 82 条:"太阳病发汗,汗出不解,其人仍发热,心下悸,头眩,身𥆧动,振振欲擗地者,真武汤主之。"《金匮要略·痰饮咳嗽病脉证并治第十二》中的苓桂术甘汤证、小半夏加茯苓汤证、五苓散证均属此类。为阳虚不能化水,水湿内停,上犯清阳而成,总以温阳散水为治,水去则眩止。

2. 热扰清窍　《伤寒论》198 条:"阳明病,但头眩,不恶寒,故能食而咳,其人咽必痛;若不咳者,咽不痛。"263 条:"少阳之为病,口苦,咽干,目眩也。"均属此类。邪热内郁,循经上扰,干犯清窍而发病,总以清热为治疗大法,但因病机有异,故其治疗也应有别,如分别用白虎汤、黄芩汤、小柴胡汤等治之。

3. 浊气上攻　《伤寒论》242 条:"病人小便不利,大便乍难乍易,时有微热,喘冒不能卧者,有燥屎也,宜大承气汤。"此为阳明燥结,腑气不通,浊气上壅,清窍被扰,而见眩冒。根据阳明腑实的轻重缓急,分别选用三承气汤通里攻下,燥实去,浊气降,则其冒自解。

4. 阴竭阳脱　《伤寒论》297 条:"少阴病,下利止而头眩,时时自冒者,死。"乃为正气虚极,阴阳离绝之征,当急投大剂四逆加人参汤,立复其阳,阳复再救其阴。

5. 阳气被郁　《伤寒论》93 条:"太阳病先下而不愈,因复发汗,以此表里俱虚,其人因致冒,冒家汗出自愈,所以然者,汗出表和故也;里未和,然后复下之。"为太阳表证,汗下失序,以致表里俱虚,邪气乘虚内入,阳气被郁,不能上达于头目,故见眩晕。用解表轻剂或扶正解表,用药宜轻不宜重,以防阳复太过,反有劫阴之变。

6. 精血亏虚　《金匮要略·血痹虚劳病脉证并治第六》中的第 8 条:"夫失精家少腹弦急,阴头寒,目眩,发落,脉极虚芤迟,为清谷、亡血、失精。脉得诸芤动微紧,男子失精,女子梦交,桂枝龙骨牡蛎汤主之。"为精血衰少,五脏六腑之精不能上注所致,治以补为主,或填精,或益血,或补气。

7. 清阳不升　《伤寒论》195 条:"阳明病,脉迟,食难用饱,饱则微烦头眩,必小便难,此欲作谷瘅。虽下之,腹满如故,所以然者,脉迟故也。"此为胃阳虚弱,纳少消迟,水谷不化,郁阻中焦,以致脾胃气机阻滞,清阳不升而见头眩。应予温中除湿,健脾消食,气机升降如常,则头眩自止。

8. 风邪上犯　《金匮要略·中风历节病脉证并治第五》中的第 8 条:"诸肢节疼痛,身体尪羸,脚肿如脱,头眩短气,温温欲吐,桂枝芍药知母汤主之。"为风邪上犯,清窍被扰,治以祛风除湿,温经止痛,风邪去其眩自止。

由此可见,仲景治眩晕有十分丰富的经验,其治疗方法和方药,对于临床治疗内耳性眩晕、脑动脉硬化、高血压、神经衰弱等所致的眩晕均具有重要的指导意义。

读《金匮》谈对百合病的理解

　　《金匮要略·百合狐惑阴阳毒病脉证并治》中提到百合病,是由于热病之后,或情志不遂引起心肺阴虚内热所致,临床以神志恍惚不定,饮食、感觉、行动、起居异常及口苦、小便赤、其脉微数等为特征的一类疾病。

　　关于百合病,有三种说法:一是以药物命名说,以清代医家魏荔彤为代表,认为百合病是以百合为主药而命名;二是以病机命名说,以清代尤怡为代表,认为百合病是以"百脉一宗,悉致其病"的病机高度概括而命名;人身之血脉,分之为百脉,合之为一宗,由于心主血脉,肺主治节、朝百脉,故心肺为人体百脉之主管和统辖,"一宗"实际上就是指心肺。若心肺功能正常,则气血通畅,百脉调和;若心肺阴虚内热,则气血失调而百脉受累,症状百出,形成百合病。三是以病证命名说,以清代黄元御为代表,认为百合病是以百病之合,错综复杂,变化多端而命名。

　　百合病的临床表现有:"意欲食复不能食,常默默,欲卧不能卧,欲行不能行,饮食或有美时,或有不用闻食臭时,如寒无寒,如热无热,口苦,小便赤,诸药不能治,得药则剧吐利,如有神灵者,身形如和,其脉微数。"一是心神不宁证:精神恍惚不定,饮食、感觉、行动、起居等异常;二是常见阴虚内热证引起的口苦、小便赤、脉微数。

　　病因病机:七情郁结,忧思成疾:本病在发病前,病者就有多虑多愁、沉默寡言等性格特征及遇事不遂愿等发病条件。平素情志抑郁,忧思不断,或所愿不遂,或境况不佳,不能自释,耗伤心肺,以致阴血暗耗,虚热内生,则神气失其依附;心主血脉而藏神,肺主气而朝百脉,司治节,心肺阴液耗伤,气血失调,心失所养而神明无主;肺主魄,魄不安如有神灵,而肺阴亏损则百脉无所养,行动、语言、思维、饮食失常,而成为本病。除此之外,本病也可发生于各种热病之后,因余邪未尽,邪恋伤阴,心肺阴液耗损,气血失调,神明无主,百脉失养而发生本病。也有因临证汗、下、吐三法用之不当,病去而阴虚未复而导致发生百合病。《诸病源候论·伤寒百合候》认为"多因伤寒虚劳,大病之后不平复,变成斯疾也……"《温热经纬》:"此病仲景以百合主治,即以百合名其病。其实余热逗留肺经之证,凡温、暑、湿、热诸病后皆有之,不必病也。肺主魄,魄不安则如有神灵。"《张氏医通》:"……此本平时思虑伤脾,脾阴受困,而厥阳之火,尽归于心,扰其百脉得病,病名百合……"《医宗金鉴》:"伤寒大病以后,余热未解,百脉未和,或平素多思不断,情志不遂,或偶触惊疑,卒临异遇,因而形神俱病。并说百脉周于身,脉病则身病,故身形而和不和,欲卧不能卧,欲行不能行也。"

辨证施治:百合病本证,用百合地黄汤养心润肺、益阴清热;误汗后,用百合知母汤补虚清热、养阴润燥;误下后,用滑石代赭汤清热利尿、和胃降逆;误吐后,用百合鸡子汤养阴益胃和中。变渴者,用百合洗方或瓜蒌牡蛎散内外同治;变发热者,用百合滑石散滋阴清热利尿。

百合病常与西医的神经官能症、抑郁症等精神类疾病相似。临证常可见到。对于心肺阴亏,虚热内生者可应用百合地黄汤加减,常可获得满意的疗效。如华明珍教授曾治疗一位糖尿病患者郭某,因家务繁忙劳累,生气后出现心烦,不能入睡,坐立不安,时欲哭,口苦,心中惴惴,不能自止,二便调,舌红、少苔,脉细数。华明珍教授予百合地黄汤合甘麦大枣汤加减并配合精神疏导,患者症状缓解。华明珍教授常说"要读古书,古为今用。"认真阅读古籍,真正理解古人的用意,掌握古人辨证的方法,灵活地加以应用,才是学习的目的。

《伤寒论》治心之法

　　《伤寒论》是一部阐述多种外感疾病及杂病辨证论治的专书,是第一部理法方药比较完善,理论联系实际的古代医学著作。通读全书,认为其对内科疾病尤其是心系病证具有非常重要的临床指导意义。笔者从中归纳出了诸条治心之法,进行了总结。

　　首先《伤寒论》中所述心病的病因有三:一是素体阳虚,复被邪扰,其阳更虚,如少阴病的"脉微细,但欲寐也。"二是原有宿疾,感邪诱发,如少阴病"脉结代,心动悸"。三是失治或误治,如"太阳伤寒者,加温针,必惊也。"其心病主要症状为惊、狂、心烦、心动悸、不得卧、气上冲心等。《伤寒论》对心病的治疗以固本为主,扶正以祛邪;调整阴阳气血时,以阳气为先,同时也注意滋阴养血。

治心之法

1. 通阳助心　《伤寒论》第64条:"发汗过多,其人叉手自冒心,心下悸,欲得按者,桂枝甘草汤主之。"此为过汗损伤心阳之证,治宜温气助阳,桂枝甘草汤为汗后心虚助阳剂。

2. 益气建中　《伤寒论》第102条:"伤寒二三日,心中悸而烦者,小建中汤主之。"此为中阳素虚,气血不足也。宜温养中气,扶正御邪,中阳立则邪自解,营卫调则心得安,小建中汤补而有散。

3. 壮阳制水　《伤寒论》第82条:"太阳病发汗,汗出不解,其人仍发热,心下悸,头眩,身瞤动,振振欲擗地者,真武汤主之。"心为阳脏,肾为水火之宅。太阳病过汗伤阳,心肾俱虚,火亦不生土,而致少阴阳虚水泛,水气凌心,则心下悸。真武汤温肾化气,补土制水,疗效确切。

4. 养心复脉　《伤寒论》第177条:"伤寒,脉结代,心动悸,炙甘草汤主之。"此为禀赋不足,气血衰微,或心有痼疾,内伤复感外寒故也。治宜益气生血,滋阴复脉,以散外邪。炙甘草汤气血双补,阴阳互调,则结代得复,动悸得宁,邪气祛除。

5. 滋阴降火　《伤寒论》第303条:"少阴病,得之二三日以上,心中烦,不得卧,黄连阿胶汤主之。"此为素体阴亏,邪气从阳化热,心肾不交之证。治宜滋肾阴而清心火。用黄连阿胶汤滋阴降火,安神除烦。

6.平肝镇惊　《伤寒论》第107条:"伤寒八九日,下之,胸满烦惊,小便不利,谵语,一身尽重,不可转侧者,柴胡加龙骨牡蛎汤主之。"伤寒八九日,邪不解,本应防其变,无腑实证,反下之,致正虚邪陷少阳,表里俱虚。治宜平肝泻热,除烦镇惊。方用柴胡加龙骨牡蛎汤。

7.化气平冲　《伤寒论》第65条:"发汗后,其人脐下悸者,欲作奔豚,茯苓桂枝甘草大枣汤主之。"太阳病发汗失度,虚其心阳,心阳不能下温于肾,下焦水饮阴邪,乘虚上凌于心而悸。治宜温阳平冲,化气行水,治用茯苓桂枝甘草大枣汤。

8.复阳救逆　《伤寒论》第112条:"伤寒脉浮,医以火迫劫之,亡阳,必惊狂,卧起不安者,桂枝去芍药加蜀漆牡蛎龙骨救逆汤主之。"伤寒脉浮,其病在表,用火劫取汗,两阳相灼,变证由生,心为阳脏,汗出过多则亡阳,火气通于心,神被火迫则不守。故以桂枝去芍药加蜀漆牡蛎龙骨救逆汤镇惊救逆。

《伤寒论》第301条:"少阴病,始得之,反发热,脉沉者,麻黄细辛附子汤主之。"为少阴病里虚寒证,以麻黄细辛附子汤温少阴为主,兼发汗解表。方中麻黄解表邪,附子温肾阳,细辛佐附子以温经,佐麻黄以解表。通过学习分析,认为华明珍教授的经验方强心复脉饮,即是以麻黄细辛附子汤加味化裁而来。华教授活用经方,在掌握方义本旨的基础上,经化裁而用于治疗心悸病证,西医诊断为缓慢性心律失常者。她认为肾为先天之本,生命之根,为水火之脏,主一身阴阳,五脏之阴非此不能滋,五脏之阳非此不能发,如《医贯》载"五脏之真,唯肾为根。"心阳根于肾阳,若肾阳亏虚,必致心阳不振,而心脏搏动无力,直接影响心跳的数缓及脉象的虚实。如《伤寒明理·悸》篇云:"其气虚者,由阳气内弱,心下空虚,正气内动而为悸也。"临床多属缓慢性心律失常。命门火衰,心阳不振,寒邪内生,凝滞血脉,心神失养,可见心慌、胸痛、胸闷、气短、畏寒肢冷、唇甲青紫、舌胖有瘀斑、脉沉而涩等。华明珍教授以《伤寒论》之麻黄细辛附子汤加人参、川芎拟制而成强心复脉饮,温补肾阳为主,而兼活血通脉,益气养心。此为取其原方温补肾阳的主旨,加味后活用于心肾阳虚,瘀血阻络的心悸病证。方中人参大补元气,益气温阳,使心气复,心神宁;附子大辛大热,振奋心阳,温补肾阳,心阳通则心脉通,共为君药;麻黄、细辛则取其温经散寒,宣通气血之功效,为臣药;川芎为使药,活血化瘀,通络止痛。诸药合用,共奏温阳散寒、益气养心、化瘀行滞之功,使肾阳得复,心阳旺盛,气血流畅,心有所养,则悸痛自止。临证中若见阳不化气,痰浊内阻而兼胸闷、呕恶者,常加入半夏、薤白以通阳化气降浊;水失其治而水肿、胀满者,多加云苓、桂枝、白术以温阳化水通脉;心痛彻背者,常用姜黄、三七粉等增益化瘀通脉止痛之效。经多年实践,取得尚佳的临床疗效。

通过潜心研读《伤寒论》,体会到书中所载方药,尤其是诸多有名方剂的适用范围非常广泛,不仅适用于外感疾病,更对现代内科疾病的治疗具有极大的指导价值。文中所总结的治心之法将对今后指导临床实践产生非常深远的意义。通过对《伤寒论》的学习,亦更加深刻地理解并掌握了华明珍教授经方活用的方法与经验以及辨治思路。

读《伤寒论》谈心悸

《伤寒论》中关于"心悸"有多处论述,有"心悸""心动悸""心中悸而烦""悸而惊""烦而悸""悸"等描述。认真阅读《伤寒论》会发现其中心悸的病机有所不同。涉及的条文共有 6 条。病机可分为心血亏虚、阴血两亏、气虚、里热炽盛和气郁化热。

1. 心血亏虚型　见于条文(49)"脉浮数者,法当汗出而愈。若下之,身重、心悸者,不可发汗,当自汗出乃解。所以然者,尺中脉微,此里虚,须表里实,津液自和,便自汗出愈。"和条文(102)"伤寒二三日,心中悸而烦者,小建中汤主之。"第 49 条是因为太阳中风证本当发汗而误用下法,致虚其里,胃气虚,津液血液俱虚,不但外有湿郁于表而体重,血虚于内而致心悸。第 102 条,是因为表不解,中虚血少,血不足养心,出现心悸。

2. 阴血两亏型　见于条文(177)"伤寒脉结代,心动悸,炙甘草汤主之。"脉结代,阴血不足,血脉运行不畅,故见脉结代,炙甘草汤用生地、麦冬、麻仁滋阴,阿胶补血,以方测证可见患者有阴血亏虚之证。

3. 气虚型　见于条文(264)"少阳中风,两耳无所闻,目赤,胸中满而烦者,不可吐下,吐下则悸而惊。"本条为小柴胡汤证,误用吐下之法,泻下伤气,气虚则悸;另吐下伤津液,丧失血液,血液不足养心也可出现惊悸。

4. 里热炽盛型　见于条文(265)"伤寒,脉弦细,头痛发热者,属少阳。少阳不可发汗,发汗则谵语,此属胃。胃和则愈,胃不和,烦而悸。"本条论述了少阳证不可发汗,发汗则丧失津液,邪气传里,胃中干,里热盛,出现津亏热盛,心失所养被热扰,故见心悸而烦。

5. 气郁化热型　见于条文(318)"少阴病,四逆,其人或咳,或悸,或小便不利,或腹中痛,或泄利下重者,四逆散主之。"本条文指出因气机闭塞,郁而化热,热扰心神而出现的心悸而烦。

此外《伤寒论》中尚有"心下悸"的论述,如第 356 条"伤寒,厥而心下悸,宜先治水,当服茯苓甘草汤,却治其厥。不尔,水渍入胃,必作利也。茯苓甘草汤。"第 64 条"发汗过多,其人叉手自冒心,心下悸,欲得按者,桂枝甘草汤主之。"第 82 条"太阳病发汗,汗出不解,其人仍发热,心下悸,头眩,身𥆧动,振振欲擗(一作僻)地者,真武汤主之。"张仲景认为心下悸的原因是水饮停聚于胃,水气上犯,而见心下悸,心下指胃。即自觉胃中悸动不安。这与现代的观点不同。现代观点认为水饮可上犯于心,出现心悸,即水饮凌心型。临床亦常用苓桂术甘汤及真武汤加减。

读《伤寒论》可见张仲景论述的心悸病因有虚实两类,虚见于血虚、气虚、阴虚;实见于热盛、气郁、水饮等,其使用的方剂至今治疗心悸仍然有效,辨证对临床仍有很好的指导意义。可见《伤寒论》不仅治疗外感病,真正深刻理解了作者的用意后,用于内伤杂病,只要辨证正确,也可取得良好的疗效。

浅谈《金匮要略》中桂枝运用

桂枝具有解肌疏风、温阳通经、化气行水、平冲降逆等功效。在学习《金匮要略方论》的过程中,通过对用到桂枝的相关条文的总结发现,桂枝平冲降气的功效在《金匮要略》中运用相当广泛。现将《金匮要略》中出现桂枝用于气上冲的条文列出,并作简要分析以说明桂枝平冲降气功用的重要性。

第一条:"太阳病,无汗而小便反少,气上冲胸,口噤不得语,欲作刚痉,葛根汤主之。"分析:此条是太阳伤寒不解,正气欲作汗达邪于外而不可得,气血拥郁于上,不达于外。所以有气上冲胸,小便反少,欲作刚痉的证候。表闭、气上冲、欲作刚痉为主症,葛根汤中麻黄发汗解表达郁为主,葛根解痉舒经为主,桂枝平冲降气为主。

第二条:"风湿相搏,骨节烦疼,掣痛不得屈伸,近之则痛剧,汗出,短气,小便不利,恶风不欲去衣,或身微肿者,甘草附子汤主之。"分析:《金匮要略》有云:"心下有留饮,微则短气,甚则心悸。"这里见到短气、小便不利,正是饮邪上冲的证候。附子、白术温阳健脾,散寒逐湿;桂枝、甘草即可温阳散寒,更用其平冲降逆。此方桂枝用量为四两。

第三条:"诸肢节疼痛,身体尪羸,脚肿如脱,头眩短气,温温欲吐,桂枝芍药知母汤主之。"分析:此方桂枝也是四两以治气上冲之头眩短气,温温欲吐。表里水气重,用白术;脚肿如脱,在表用麻黄宣达肺气;关节疼甚,用附子;温温欲呕,用生姜;知母尤去下肢水肿;芍药甘草缓急止痛;防风祛湿助汗。

第四条:"发汗后,烧针令其汗,针处被寒,核起而赤者,必发奔豚,气从少腹上至心,灸其核上各一壮,与桂枝加桂汤主之。"分析:这条条文可以很明白地看出桂枝具有平冲降气的功效。可是很多注解却都认为之所以发奔豚,气上冲是由于针处被寒,阴寒内盛,上凌心胸导致。所以桂枝重用到五两,以散寒温阳。所以才又有加桂是加桂枝还是肉桂之争。其实我认为都是可以的。肉桂具有温阳散寒、引火归原之能,人尽皆知;桂枝本具平冲降逆之性,可能就不能人尽信服。所以才弄个寒邪来,让人理解起来很费力。当然寒邪是可以引起奔豚证的,李可的著作里面就有温碧泉创制的奔豚汤,专治阳衰寒盛之奔豚证,所用之药皆附子、干姜、肉桂、吴茱萸之类,大辛大热,仿佛不是区区桂枝加桂汤可以胜任的。桂枝加桂汤无法治阴寒内盛所致奔豚,它所治的更多是病人的一种自觉症,自我感觉有气从下向上攻冲,发作欲死,不发时一如常人,检查化验可能无异常,相当于西医的神经官能症。这样的病人我跟师时见到一个,就是纯粹的感觉有气上冲而已。所以桂枝加桂汤应该加的是桂枝,肉桂当然也行,但仲景本意应是桂枝,取其平冲降气之用。由此,我们可以看出桂枝是直接发挥平冲降气之功效的,不是通过温阳散寒而间接达到的效果。

第五条:"发汗后,脐下悸者,欲作奔豚,苓桂枣甘汤主之。"分析:这条是气挟水欲上冲,脐下筑筑动悸。桂枝配茯苓是平冲降逆的常用组合。气上冲多由于里虚,里虚多见水停。《黄帝内经》云:"邪之所凑,其气必虚。"正气内虚则气机内乱,或陷而不升,或逆而不降,或郁而攻冲。气上冲则水从之。桂枝茯苓,一以降气,一以甘淡利水,如此则气降水平,奔豚不作。

第六条:"胸痹,心中痞,留气结在胸,胸满,胁下逆抢心,枳实薤白桂枝汤主之。"分析:此条气从胁下逆抢心,胸满胀闷,行气药大量重用,还用桂枝一两,以助降气。

第七条:"心中痞,诸逆,心悬痛,桂枝生姜枳实汤主之。"分析:桂枝三两,以平诸逆为主。

第八条:"心下有痰饮,胸胁支满,目眩,苓桂术甘汤主之。""夫短气,有微饮,当从小便去之,苓桂术甘汤主之。"分析:胃虚饮停,多见水气攻冲上作而目眩短气、胸胁支满。苓桂术甘汤健脾运湿,甘淡利水,温阳平冲。

第九条:"膈间支饮,其人喘满,心下痞坚,面色黧黑,其脉沉紧,得之数十日,医吐下之不愈,木防己汤主之。"分析:脾胃虚则邪凑,水停气滞则心下坚满,水气攻冲则膈肌不得顺降,饮重凌心射肺则其人喘满。木防己去水力强,桂枝降冲,人参补虚健脾以杜后患。

第十条:"青龙汤下已,多唾口燥,寸脉沉,尺脉微,手足厥逆,气从小腹上冲胸咽,手足痹,其面翕热如醉状,因复下流阴股,小便难,时复冒者,与苓桂五味甘草汤,治其气冲。"分析:这条仲景又再次提到治冲气,茯苓四两,桂枝四两,五味子半升,平冲利水,敛气滋阴。

第十一条:"皮水为病,四肢肿,水气在皮肤中,四肢聂聂动者,防己茯苓汤主之。"分析:此条由于表气虚,水气停于皮肤肌腠,滞而不行而为四肢肿,聂聂动者,水气冲动之貌。桂枝三两、茯苓六两平水气之冲,黄芪三两实表气之虚,防己去水邪。

除以上各条,尚有黄汗"久久必身𥆞动……小便不利"用桂枝加黄芪汤;妇人病篇"妇人素有癥病……而得漏下不止,胎动在脐上者"用桂枝茯苓丸。此外,厥阴病乌梅丸证有"消渴,气上撞心……"亦用桂枝。如果结合《金匮要略》的姊妹篇《伤寒论》,关于桂枝应用于气上冲的条文则更加的丰富。

通过以上条文的列举和简要分析,我们可以看到桂枝本身就具有平冲降气的功用,仲景将桂枝的这种功用运用得出神入化,令人叹服。当然,这里只是就桂枝的平冲降气的功用作集中分析,通过集中分析,更好地让我们领会桂枝的这一功效。那么,我们可以对《伤寒杂病论》中每一味药都作这样的集中分析,就能够从原文中得出某药和某症之间的相关性。这是很有意义的。因为辨证论治是中医诊治疾病的关键,但不是唯一的一步。最好是在辨证的基础上,更进一步地辨证用药,这样可以更好地提高治疗效果。

读《黄帝内经》谈热邪心痛

　　《黄帝内经》最早提出了热邪与心痛的关系。如《素问·至真要大论》曰："火热受邪，心病生焉。"《素问·刺热》曰："心热病者，先不乐，数日乃热。热争则卒心痛，烦闷善呕，头痛面赤，无汗。壬癸甚，丙丁大汗。气逆则壬癸死。刺手少阴、太阳。"此文明确论述实热所致心痛，其病因、临床表现、兼症、预后及治疗方法。主要表现为郁郁不乐，心痛，烦闷，喜呕，头痛，面赤、无汗。壬癸日病势加重，丙丁日可导致大汗出，气逆多死于壬癸水旺的时候。可以针刺手少阴心经与手太阳小肠经的穴位来治疗。指出心脏感受了热邪，心包位居于心下代替心脏行使功能，主管喜、怒、哀、乐等情绪变化，心有病，首先感到不愉快。突然发生心痛是实证，凡属实证疼痛，都由邪正交争所致，热邪与正气交争，而发生突然心痛。心主火，热邪扰心见心中烦闷，膻中气机不畅故有闷的表现。呕吐是肝病的症状，由于手厥阴心包与足厥阴肝有联系，膻中代替心脏受邪，因此，热邪炽盛与正气相争之后，肝气不舒，且邪热位于胸膈上，气机上逆引起呕吐。头痛是由于火热上冲头部所致。面目红赤为火热之征。汗为心之液，热邪耗伤心阴，无液作汗，因此无汗。另外《灵枢·厥论》："手心主少阴厥逆，心痛引喉，身热，死不可治。"的记载也与热邪心痛有关。

　　后世医家对热邪心痛亦多有发挥。如《周慎斋遗书·心痛》有："心痛有属心火者。"《金匮翼·心痛统论》："心主诸阳，又心主血。是以因邪而阳气郁伏，过于热者痛。"《诸病源候论·心痛病诸候·久心痛候》曰："其久心痛者，是心之支别络脉，为风邪冷热所乘痛也。"指出心之络脉痛，可由外感热邪所致。对于胸痹热证的治疗方药，如《古今医统大全·心痛门》有"灵脂酒治热气乘心作痛，连茱丸治热乘心痛，山栀丸治前证"的记载。

　　现代也有许多临床专家注重热邪心痛的治疗。如范新发认为胸痹的病因除与心脏气血阴阳偏虚等有关，还与湿、热、郁等因素关系密切。认为胸痹总的病机为痰湿瘀阻、郁久化热、热聚成毒、热毒犯心、心脉不通、胸阳不振。张培影认为对于冠心病患者，应当谨慎有无热毒因素存在。如有外感表证，或心烦、便秘、苔黄等。治疗外感者用清与解，多选用金银花、连翘、荆芥、羌活、白芥子等；治疗内伤者用排与泄，多选用大黄、桃仁等，且对于血瘀者，郁久生热，当佐以清凉之品,多用金银花、连翘。

胸痹临证虽有气血阴阳亏虚,痰湿瘀血病变,还有寒热不同。临床确实可见热邪所致心痛。华明珍教授对痰热胸痹常选用小陷胸汤;对有郁久化热者喜用黄连、丹参、玄参、苦参等寒凉清心之品。临证不可不察。

读《黄帝内经》谈治疗策略

　　《黄帝内经》中的论治理论包括治疗思想、治疗原则与治疗方法。其提出的治疗思想主要有治病求本、协调阴阳、标本先后、三因治宜、扶正祛邪、整体治疗和早期治疗等,治疗原则主要有寒则热之、虚则补之、实则泻之、表者汗之、急者缓之、散者收之、燥者濡之、留者攻之等。治疗手段有针、灸、砭石、药物、药熨、膏摩、熏洗、按跷、导引、手术、饮食和精神疗法。其成就之高,一直为后世所推崇。

　　1. 早期治疗的思想　　如《素问·阴阳应象大论》曰:"故善治者治皮毛,其次治肌肤,其次治筋脉,其次治六腑,其次治五脏,治五脏者,半死半生也。"《素问·刺热》曰:"病虽未发,见赤色者刺之,名曰治未病。"《灵枢·逆顺》曰:"上工治未病,不治已病。"指出了病邪由浅入深、由表入里的传变规律,医术高明的医生能在邪气初犯皮毛、邪轻病浅时就进行治疗,邪易祛,正不善伤。若邪气深入五脏,病重正伤,难于治疗。这种早治疗、早预防的思想,也越来越被现代医学所推崇。如高血压病的防治,现代医学就主张越早期达标治疗,越能减少各种并发症的发生,一旦并发症出现,再使用降压药物,效果就远不如早期治疗。又如早期肾功能不全时,积极治疗可使肾功能改善,但当到了尿毒症期,再想使肾功能改善就很困难了。治未病、未病先防的思想也越来越得到大家的认可,这应该是最早的预防医学。养生防病、强身健体,就是未病先防的体现。

　　2. 整体治疗思想　　《素问·阴阳应象大论》曰:"故善用针者,从阴引阳,从阳引阴,以右治左,以左治右。"人体阴阳经脉相互联系、气血相互灌注,脏腑功能相互沟通,故病理上,常相互影响,因此,治疗疾病,不能头痛医头,脚痛医脚,要树立整体治疗的思想。病在阳经,可从阴经治疗;病在阴经,可从阳经治疗;病在左侧,可从右侧治疗;病在上部,可从下部治疗;病在脏可从腑治,病在腑可从脏治等,阳病治阴,阴病治阳。

　　3. 治疗法则　　治疗疾病主张个体化治疗,如《素问·五常政大论》所说:"病有久新,方有大小,有毒无毒,固宜常制矣。大毒治病,十去其六,常毒治病,十去其七,小毒治病,十去其八,无毒治病,十去其九,谷肉果菜,食养尽之,无使过之,伤其正也。不尽,行复如法。必先岁气,无伐天和,无盛盛,无虚虚,而遗人夭映，无致邪，无失正，绝人长命。"又如《素问·疏五过论》所言："圣人之治病也，必知天地阴阳，四时经纪，五脏六腑，雌雄表里，刺灸砭石，毒药所主，从容人事，以明经道。贵贱贫富，各异品理，问年少长，勇怯之理，审于分部，知病本始，人正九候，诊必副矣。治病之道，气内为宝，循求其理，求之不得，过在表里。守数据治，无失俞理，能行此术，终身不殆。"现代西医也主张根据病人情况采取个体化的治疗方案。如高血压病的治疗，要根据病人具体情况如饮食、生活习惯、药物敏感程度等，进行综合治疗，这些治疗原则越来越接近《黄帝内经》的要求了。另外对于疾病从致病途径采取的治疗措施，如《素问·至真要大论》的要求"从内之外者，调其内，从外之内者，治其外；从内之外而盛于外者，先调其内而后治其外，从外之内而盛于内者，先治其外而后调其内；中外不相及，则治主病。"

　　《黄帝内经》的治疗策略是每一名医生临证中最基本的治疗思路，为每一位医生构建了治疗疾病的框架，看似平常，却需不断地学习与体会，如运用起来真正能得心应手，则已是"上工"了。

治病必求于本

　　华明珍教授在临证治疗时非常注重整体观念,强调"治病必求于本"。此语出自《黄帝内经》。

　　《素问·阴阳应象大论》曰:"阴阳者,天地之道也,万物之纲纪,变化之父母,生杀之本始,神明之府也。治病必求本"。自然万物的发生、发展,全是阴阳二气的运动变化所致,人亦不例外,"生之本,本于阴阳。"说明人的生理、病理以阴阳为总纲,故治疗疾病时,必须探求阴阳变化这一根本。然阴阳二字,在《黄帝内经》中有名无形,是两类不同属性的事物的代称,故涵义甚广。为了探求"求本"的具体涵义,历代医家见解不一,有以下几方面。

　　1.求阴阳二邪,将风、热、火病之因归属于阳邪之所客,其病"本于阴";燥、湿、寒病之因归属于"阴邪之所客",其病"本于阴"。

　　2.求病因病机,认为求本即是探求病因病机,所谓症之所以然。

　　3.求症之"六变",指求表、里、寒、热、虚、实,强调治病要辨八纲。

　　4.求先后天之本,认为本为根,先天之本在肾,后天之本在脾,"治病必求于本"即求先后天之本。

　　5.求肾之阴阳,认为人的生命根本在于肾阴肾阳二气的功能协调,顾护肾阴肾阳乃为根本。诸家所论,各有所偏。将其诸言切近《黄帝内经》旨意,均不够全面。根据历代医家的观点,并结合临床,总结归纳分析,"治病必求于本"之"求",当释为"辨","本"当释为"证",故"治病必求于本"即治病必须辨证。证与症有着本质的区别,不是多个症相加。证反映了疾病某阶段的本质,证至少包含了疾病的病位、病因病机、病性等要素,证是在错综复杂的证候表现中进行分析、综合、判断而提炼出来的。一个证名的确立,是对疾病本质的高度概括和明确表述。因此,证反映了疾病的本质,可称之为本,治疗疾病,立法处方,只能依据证而定。"治病必求于本"即治病必须辨证。

　　中医学的辨病论治有着极其丰富的内容,它要求治疗疾病要从整体观念出发,以阴阳五行学说为基础,综合考虑病因、病机、诊法、辨证、治则以及土地方宜、四时气候、体制禀赋等各方面情况。其各方面亦各有其复杂的内容,就辨证来讲,就有八纲辨证、六经辨证、卫气营血辨证、脏腑辨证、三焦辨证、气血津液辨证、病因辨证等内容。一个复杂的病证,往往涉及上述各个方面,它们都是互相联系、互相影响、互相补充的,运用脏腑辨证,还需用八纲辨证、气血津液辨证、病因辨证来补充。所以辨证过程是一个复杂的过程,只有融汇各种情况,融汇各种辨证,通盘考虑,才能找出疾病本质所在,舍弃任何一方面都会给治疗带来困难。

论阳气

　　气作为一个医学概念,指人体之气,是构成人体和维持人体生命活动的最基本物质。气分阴阳,气中向外的、向上的、亢盛的、轻清的、功能性的有阳属性的一面的为阳气。即阳气具有温煦、推动、兴奋、升腾、发散等作用,具有气化温养功能,可激发和促进人体的生长发育及各脏腑经络的生理功能,推动血液的生成、运行以及津液的生成、输布和排泄。阳气是生命的根本,现试论之。

　　1.阳气的主导地位　阳气是人体物质代谢和生理功能的原动力,是人体生殖、生长、发育和死亡的决定因素。人的正常生存需要阳气的支持。它具有温养全身组织、维护脏腑功能的作用。《素问·生气通天论》曰:"阳气者,若天与日,失其所则折寿而不彰。"指出阳气在人体中的作用如同太阳在天体中的作用那样,不可缺少。天体必赖太阳有规律地运行不息,才能光明爽朗,万物化生;人体中赖阳气运行畅通,才能保持健康。无论形体的强健、精神的聪慧,都以阳气充沛不失其常为前提,即所谓"阳气者,精则养神,柔则养筋"。张介宾在《内经图翼》中将阴阳二气和平、相互化生为正常作为立论的前提,但又反复强调阳气在阴阳二气关系中的主导地位,说"天之大宝,只此一丸红日;人之大宝,只此一息真阳。"即"凡阴阳之要,阳密乃固。"重视阳气在后世临床应用方面也有充分体现。后世在治疗气血两虚或大失血时,首重顾护阳气,所谓"阴血难以速生,阳气所当急固",均是补阳气为先的体现。

　　2.阳气与致病　阳气是生命的根本。阳气越充足,人体越强壮。阳气不足,人就会生病。阳气完全耗散,人就会死亡。风寒暑湿之邪、情志过激、饮食不节均可使阳气受伤而致病。《素问·生气通天论》曰:"因于寒,欲如运枢,起居如惊,神气乃浮;因于暑,汗,烦则喘喝,静则多言,体若燔炭,汗出而散……四维相代,阳气乃竭。"指出了风寒暑湿之邪损及阳气,而引起不同类型的病证。情志过激是阳气逆乱,损伤阳气的重要原因。如《素问·生气通天论》所言:"阳气者,烦劳则张,精绝,辟积于夏,使人煎厥……阳气者,大怒则形气绝,而血菀于上,使人薄厥……"饮食不节也可损伤阳气。《素问·生气通天论》曰:"高粱之变,足生大丁,受如持虚。"另外,阳气失调,也容易招致外邪侵袭而发病。如《素问·生气通天论》中举例,阳气失调"开合不得",则"寒气从之",寒性收引,令人筋脉拘急,可为"大偻"之病。指出了阳气先虚,则外邪乘虚而入之理。反之,若阳气调顺,则外邪难入,即"清静则肉腠闭拒,虽有大风苛毒,弗之能害。"再者,尽管阳气至为宝贵,但若运行失调、阻遏不通,或过于亢盛,也可为邪、为害。阳气壅塞阻隔为"实"也可致病,甚至引起死亡。即"阳蓄积病死",因"阳气当隔"而然。

3. 养生必须养阳气　《素问·阴阳应象大论》说阴阳为"生杀之本始"。张介宾注曰:"生杀之道,阴阳而已。阳来则物生,阳去则物去。"治病和养生要顾护阳气。治疗注重邪在外,当"攘"之,"汗出而散";阳热内蓄者,则当急邪去之,即"隔者当泻"。养生应避免外邪侵袭,"虚邪贼风,避之有时";在内调养神志,"恬淡虚无""精神内守";平时做到"饮食有节,起居有常,不妄作劳",从而保障阳气"清静"。"苍天之气,清净则志意治,顺之则阳气固,虽有贼邪,弗能害也。"《素问·生气通天论》举例指出一日之中顺应三时以养阳:"故阳气者,一日而主外,平旦人气生,日中而阳气隆,日西而阳气已虚,气门乃闭。是故暮而收拒,无扰筋骨,无见雾露,凡此三时,形乃困薄。"一日如此,一年之时序其理亦当如此。

所以说阳气是人体生命活动的根本,有阳则生,无阳则死。时时顾护阳气是临证治疗疾病和养生的重要手段。

谈阳气与治未病

《素问·生气通天论》专论阳气,并且首重阳气,是讨论阳气生理病理的重要专著。该篇原文说:"阳气者,若天与日,失其所,则折寿而不彰,故天运当以日光明。是故阳因而上,卫外者也。"把人体的阳气比作自然界的太阳,认为天体的运行不息,要靠太阳的光能,人体生命活动也要依赖阳气的温煦濡养与护表御邪,如此才能健康长寿、生命力旺盛。若阳气虚损或失去正常的运行规律,就会体力衰败,抵抗力下降,外感内伤,发生疾病,甚至缩短寿命。因而保持阳气的充沛及正常运行,在防病保健中有重要的意义,这些认识为后世重视阳气学派的创立与发展,提供了理论依据。

1. "治未病"在于阳气的气化温养 "阳气者,若天与日,失其所,则折寿而不彰,故天运当以日光明。"经文取象类比,借用太阳,形象地说明了阳气在人体的重要性,继则以太阳与天体的关系为天然模型推论出人体阳气具有气化温养的生理功能。自然界的太阳能温暖大地,化生万物,人体之阳气也气化温养着全身,推动着脏腑经络的生理功能活动。唐代医家孙思邈在《千金翼方》中指出:"人年五十以上,阳气日衰,损与日至,心力渐退,忘前失后,兴居怠惰。"人至晚年,阳气衰,故手足不暖,下元虚惫,动作艰难。盖人有一息在则不死,气者阳所生也,故阳气尽必死。他把阳气耗竭作为死亡的根本原因。许多调查报告证实,中老年生理性功能减退与气虚、阳虚的出现有密切关系。现代关于助阳药及艾灸作用的研究为其应用提供了科学依据,近年来,我院应用《黄帝内经》"春夏养阳"理论,采用冬病夏治、三伏灸的办法,防治老年慢性支气管炎就获得了显著效果。《黄帝内经》中主张"暮则收拒,无扰筋骨,无见雾露"。依据一日三时阳气的升、降、虚来调整起居动静,使"无扰乎阳"的养生方法目前也得到很多中老年人应用和推广。因此,中医"治未病"的理念应以扶阳重阳为立足点。

2. "治未病"在于阳气的卫外御邪 "是故阳因而上,卫外者也。"其含义为人体的阳气犹如天体的太阳,有着强大的向上和护卫的功能。阳气主外,为人体卫外之藩篱,外邪入侵,阳气首当其冲。诸凡畏寒发热、寒热往来、脉来浮紧等症均是阳气与外邪相争的外在表现,如阳能克邪则一汗而解;反之,阳不能胜邪,则邪从阳转阴,由表入里。而解表剂大多辛温,乃助阳以胜邪。临床上阳虚体质者平素多自汗,腠理疏松,玄府不固,此类患者最易为外邪侵袭,一旦罹患则多表现为正不胜邪的寒证、虚证。药理实验证明,补气扶阳之品大多能增加人体免疫能力,增强网状内皮系统的吞噬功能。因此阳气具有卫外御邪、固护肌表、司腠理开合、抗御外邪侵袭的重要作用。

3.“治未病”在于阳气的养神柔筋　“阳气者,精则养神,柔则养筋。”此系《黄帝内经》惯用的倒装句法,意思是“阳气者,养神则精,养筋则柔”。人之神得阳气温养,才能神清气爽,保持正常的意识思维活动;筋得阳气温养,才能弛张自如,使肢体运动灵活。王冰加强了这一观点,他注释云:“然阳气者,内化精微,养于神气,外为柔软,以固于筋。”临床上阳虚证者往往出现精神萎靡、面容憔悴、昏昏欲睡、思维迟钝、反应不灵敏等,此阳气不能温养神明所致。另一方面,阳虚不能温养形体则肢冷畏寒,形体蜷缩,面色㿠白。阳虚不能温运脏腑气血则表现为不思饮食,腹胀腹泻,或腹部冷痛,或手足麻痹,或腰酸耳鸣,阳痿宫冷,痛经不孕等。可见,神失养则神萎,形失养则脏腑气血违和。

4.“治未病”在于阳为主导,阴阳协调平衡　“凡阴阳之要,阳密乃固,两者不和,若春无秋,若冬无夏,因而和之,是谓圣度。故阳强不能密,阴气乃绝,阴平阳秘,精神乃治,阴阳离决,精气乃绝。”指出阴阳的相互关系中,唯有阳气致密,阴精才能固守于内。《类经·疾病类》注:“阳为阴之卫,阴为阳之宅。必阳气闭密于外,无所妄耗,则邪不能害,而阴气固守于内。此培养阴阳之要,即生气通天之道也。”《素问集注》谓:“盖阳密则邪不外淫,而精不内亡矣。”指出阳气在阴阳平衡协调中起着重要作用。此亦是《素问·生气通天论》重视阳气思想的再次体现。《黄帝内经》对阴阳平和协调的正常关系,以“阴平阳秘,精神乃治”来表述。阴阳双方保持动态平衡,才能使人精神旺盛,生命活动正常。若阴阳动态平衡被破坏,发展到“阴阳离决”的地步,就会导致“精气乃绝”的严重后果。

阳气作为一身之气中具有温煦、推动、兴奋、升腾、发散、卫外、协调等作用的极细微物质,在阴阳动静、阴阳交感、化生万物、阴阳互用、阴阳平衡、新陈代谢以及阴阳失调等生理病理方面,都显示出其相对“阴”更为重要的性质和作用。我们应该更加重视对阳的研究,以进一步丰富和发展《黄帝内经》重阳思想和理论,探讨其临床意义和实用价值。

从古方谈对处方的认识

"其汤方以流水千里以外者八升,扬之万遍,取其清五升煮之,炊以苇薪,火沸,置秫米一升,治半夏五合,徐炊,令竭为一升半,去其滓;饮汁一小杯,日三,稍益,以知为度;故其病新发者,覆杯则卧,汗出则已矣;久者,三饮而已也。"这是《灵枢·邪客》中半夏汤剂的论述。从这张处方中可得到多项信息,如药物及剂量:千里水五升,秫米一升,半夏五合;煎煮方法:千里水扬之万遍,取其清五升煮之,炊以苇薪,火沸,置秫米一升,治半夏五合,徐炊,令竭为一升半,去其滓;煎服方法:饮汁一小杯,日三。停药指征:稍益,以知为度;治疗预后:故其病新发者,覆杯则卧,汗出则已矣;久者,三饮而已也。早在秦汉时期,我国的方剂即有了如此高的成就,其选药严格,用量精确,有着严格的煎服方法,明确的停药指征,并对疾病的预后、服药的效果有充分的认识,可见古人治学之严谨。读到此常使我感到,作为现代中医,对于省病诊疾的主要手段之方剂的运用,真是相差甚远。目前临证处方时开具处方的药物剂量均明确,但对照古方就会发现,煎煮方法除先煎、后入、包煎等,目前一般处方常仅为水煎服,而到底要加多少水,火候的控制要求,煎到什么程度,煎剩多少药液,每次服多少剂量,服药效果与服药时间有多少相关性,停药指征有哪些,服后会达到怎样的效果,这些是否在开具处方时就已明了? 更别说处方药物之间到底产生了怎样的作用,药物剂量多少为最佳剂量,总体药物剂量有无上下限,患者服后会有哪些感受,产生哪些不良反应,怎样避免,可采取哪些措施改善,我想目前要回答仍是比较困难的。为什么古人可以做到,而现在科技发达的今天却做不到呢? 这其中有很多的原因。从古方经方可以看出所选药物较少,而现今处方动辄十几、二十几味,甚至更多,这就为研究处方增加了相当大的难度,即使是现在也没有那么多的财力、物力、精力去做明白这么多疑问,但这应该是中医发展中迟早要搞清楚、答明白的问题。这样才能回答中医怎样治好了病,怎样效果才好。当然单用古方经方也并不是就能治好现在的病,因为社会在发展,疾病谱也在发生着变化,许多过去没有,或者没有认识的疾病也需要中医拿出有效的治疗处方,这应该是处方越来越复杂,药味越来越多的原因之一,这就为研究处方提出了越来越多需要解决的难题。

　　好的处方应有怎样的要求呢？概括地说,即安全有效,质量可控。安全即"对症不伤人,蠲疾不损正"。就是忌用或禁用"十八反""十九畏"及妊娠禁忌药。如附子为妊娠妇女禁用,虽妊娠妇女表现有阳虚症状,亦不可随意用药,俗语有"产前无寒证,产后无热证"就是证明。临证切不可"有是证用是药"而忽视用药禁忌。又如瓜蒌与乌头相反,临证时却在处方中同时开具瓜蒌与附子,忽视了附子是乌头的子根,应也在相反之列。慎用或不用《中华人民共和国药典》(以下简称《药典》)中有毒性的药物。处方时所用的药物用量应按《药典》规定,不可盲目超量。如古有"细辛不过钱"之说,临床上有很多医生凭经验使用细辛可用至10余克,但根据《药典》细辛的用量最大为3克,在没有大量的临床及实验研究的证实下,仍应按《药典》要求来做。同时又要根据病情,选用合适的剂量。如《伤寒论》的麻黄汤重在发汗散寒,故麻黄用3两,大约相当于9克;大青龙汤治疗表闭重症,不汗出而烦躁,故麻黄用6两,大约相当于18克。而桂枝二麻黄一汤和桂枝二越婢一汤治疗表郁轻症,治之但需轻疏表邪,不欲开泄太过,故麻黄用量甚小,所以临床上用麻黄剂,如果欲开腠理而发汗,麻黄一般用10克;对于形气俱实、邪闭较重的病例,麻黄用到15克。而如果用麻黄仅仅是为了轻疏表邪,畅达表气,则用3克左右即可。参考现代中药毒理学研究结论,选药处方,提高安全性。有效,是指"方求其效,药求其验",是中药处方的最终目的。识病辨证是中药处方有效的基础,"病不能识,何以言治",正确立法是中药处方有效的关键。此外,还要熟谙中药的功效,掌握中药《药典》用量,精于中药配伍。临证于辨证时分清主证、兼证和次要症状,依据辨证的结果和治则选择对应的立法,选药时依据立法选择适当的药物,处方时依据处方结构分清主药、辅药和佐使药,即"方从法出,法随证立"。质量可控,是指熟悉中药材的质量标准。处方时使用《药典》名称,了解药材的汉语拼音、拉丁文名称,熟悉中药材的来源、产地与采集,熟悉中药材的炮制,如退虚热用生黄芪,补虚损用炙黄芪,暖胃止泻用酒黄芪,治胃虚用米泔水炒黄芪,只有熟悉炮制才能根据病情选用合适有效的药物。掌握药性理论:熟悉中药的四气五味及药物作用趋向,了解药物的归经,熟悉中药材制剂的质量标准,包括名称、成分、功能、主治、用量、使用注意、不良反应、禁忌证、药理、毒理、有效期等。

　　中药处方结构是在辨证审因,决定治法以后,根据不同的病情,选择合适的药物,按照一定的组方原则配伍组合,即"君、臣、佐、使"而成。体现病、证、症结合、治有主次、分进合击的处方思路。《素问·至真要大论》指出:"主病之谓君,佐君之谓臣,应臣之谓使。"这是方剂的组成原则。汉·张仲景《伤寒论》与《金匮要略》中的314首方剂,约三分之二体现上述组成原则。在临床遣药组方时应力求配伍用药与病机丝丝入扣,运用成方时则需证变方变,随证加减;研究制方原理时,要以方证对应的认识为依据。既然方剂与病证是不可分割的统一体,我们在学习和研究前人成方时,决不能将方证分开研究,首先要弄清病证的病机,在病证的基础上,来深刻理解前人制方配伍的精髓,同时在临证运用成方时还应充分考虑到当前病证与原方病证之间的差异程度而随证变化。中药处方通过合理地组织,调其偏性,制其毒性,增强或改变原有的功能,消除或缓解其对人体的不良因素,发挥其相辅相成或相反相成的综合作用。

中药处方是中医治疗疾病的重要手段,它不是一成不变的,疾病在变化,患者不同,处方就在变化,中药处方展现处方者的中医诊疗水平,是每一个中医临床工作者必须锤炼的技能,也是中医不断进步的表现。

论气机与疾病

气的升降出入运动,是人体生命活动的根本,气的升降出入运动维持着脏腑经络的功能活动、脏腑经络以及气血阴阳的相互关系及平衡。正如《素问·六微旨大论》曰:"出入废则神机化灭,升降息则气立孤危,故非出入,则无以生长壮老已;非升降,则无以生长化收藏,是以升降出入,无器不有。"五脏之气充盛调和,对维持五脏及其所属官窍的正常功能具有重要作用,如《灵枢·脉度》云:"肺气通于鼻,肺和则鼻能知臭香矣;心气通于舌,心和则舌能知五味矣;肝气通于目,肝和则目能辨五色矣;脾气通于口,脾和则口能知五谷矣;肾气通于耳,肾和则耳能闻五音矣。"杨士瀛论气:"人以气为主,一息不运则机缄穷,一毫不续则穿壤判;阴阳之所以升降者,气也;血脉之所以流行者,亦气也;营卫之所以运转者,此气也;五脏六腑之所以相养相生者,亦此气也"。

《黄帝内经》中即提出了"百病生于气"的观点,《难经·五十五难》中提到"病有积、有聚,何以别之? 积者阴气也,聚者阳气也,故阴沉而伏,阳浮而动。气之所积名曰积,气之所聚名曰聚,故积者五脏所生,聚者六腑所成也"。指出脏腑气机不畅,可为积聚之病。杨士瀛论人身之气,"盛则盈,衰则虚,顺则平,逆则病"。华明珍教授指出气的升降出入运动,协调平衡着人体各种生理功能。人体脏腑在物质代谢和功能活动中所表现的气机升降趋势中,五脏藏精气,宜收宜升,六腑传化物,宜通宜降,而脾胃居中,为气机升降、沟通上下的枢纽和中心。清·吴达《医学求是》曰:"脾以阴土而升于阳,胃以阳土而降于阴,土位于中,而火上、水下、左木、右金,左主乎升,右主乎降。五行之升降,以气不以质也。而升降之权,又在中气……升则赖脾气之左旋,降则赖胃气之右转也,故中气旺则脾升而胃降,四象得以轮旋也。"说明脾胃斡旋气机居中,转枢和协调着五脏气机的上下升降、内外出入。脾气以升为顺,胃气以降为和。气机的升降出入,虽然以脾胃为中枢,但需要肝的升发,肺的肃降,心肾相交只有各脏之间气机升降出入运作平衡,人体的生理活动方可维持正常,达到气机调畅。

气机紊乱、升降失常可由外感六淫、七情内伤、饮食劳倦、痰饮瘀血等各种病因引起。若是气的升降出入平衡被打破,出入无序,升降失常,则表里内外闭阻,四肢九窍不通,脏腑气血壅塞不通,从而导致机体诸病群起。气机在机体局部受到阻碍,或为上升太过或下降不及,或为上升不足或下降太过,或是气不内守而外逸,抑或是气机结聚不能外达,分别可导致气滞、气逆、气陷、气脱、气闭,病情深重时,甚可危及生命。《仁斋直指方论》中阐述说:"气者,血之帅也,气行则血行,气止则血止,气温则血滑,气寒则血凝,气有一息之不运,则血有一息之不行。病出于血,调其气犹可以导达,病原于气,区区调血,又何加焉?故人之一身,调气为上,调血次之。"强调了调畅气机在治疗疾病时的重要作用。气机升降失常的病变虽然涉及各脏各腑,外在临床表现亦纷繁多变,但其病理机制可基本概括为气机的升降不及、升降太过和升降反作三种情况。临证诊治当辨清何脏何腑,孰升孰降后,根据各脏腑气机升降失调的不同机制施治,才能有良好效果。在疾病治疗的过程中,华明珍教授善于诊查辨证机体的气机运动状态,通过宣降肺气、补肾纳气、疏肝理脾、化饮降逆、补肾固精、平肝和胃、交通心肾、化痰行气、辛开苦降、补气健脾、收敛固表等,具体治法虽然不同,但均为恢复气机升降之治,调畅机体气的运动,纠正气滞、气郁、气逆、气结、气陷、气脱等气机异常,使气机运动协调,则气行血行,气旺血生,脏腑、气血功能调和,可使人体阴阳平衡,从而促使疾病向愈。

《温病条辨》之三焦辨证

吴瑭的《温病条辨》首以三焦作为温病辨证的纲领,并系统地立以理法方药,用来指导临床实践。三焦辨证是以三焦为纲,用以概括温病的病机和传变规律。同时以脏腑辨证为基础,确定病变的部位;以八纲辨证为目,用以确定病变的性质。其对临床治疗具有重大的意义,简略总结如下。

吴瑭提出了"凡病温者,始于上焦,在手太阴"及"温病由口鼻而入,鼻气通于肺,口气通于胃,肺病逆传则为心包,上焦病不治,则传中焦,胃与脾也;中焦病不治,即传下焦,肝与肾也。"从而确定了对温病"始上焦,终下焦"的传变过程的认识,以及病变的部位、性质和三焦分治原则。这对于掌握温病病机、指导临床治疗,都有重要意义。上焦包括心与肺,为温病初期向极期发展的阶段。肺主气,属卫,上焦手太阴肺的见证,有温病初起邪在卫分的表证以及热壅于肺的气分证。同时心亦居上焦,并有心包代心用事,故"肺病逆传则为心包"。所以上焦病也可见到手厥阴心包的营分证,如神昏谵语、舌謇肢厥等。所谓"逆传",是言其逆候及证情的危重。在治疗上,吴瑭以银翘散等为上焦病的主方,即是取"上焦如羽,非轻不举"之意。

中焦属脾胃,为温病的极期阶段。温邪由上焦传入中焦,主要表现为足阳明胃和足太阴脾的病变。阳明主燥,属实,如邪从燥化,热势炽盛,伤津耗液,出现阳明经证,或热结胃肠,而见阳明腑证;或内陷营分,而发为斑疹。太阴主湿,若邪从湿化,蕴结脾土,缠绵不化,则见身热羁留、胸腹胀满、渴不多饮、大便溏泻、苔腻脉缓之太阴温病。在治疗上,阳明温病主以承气辈,太阴温病主以正气散辈,都是为了升降中焦气机,以取"中焦如衡,非平不安"之意。

下焦主肝肾,温邪侵入,灼烁肝肾之阴,主要表现为足少阴肾和足厥阴肝的病变。此为温病末期,正气衰弱阶段。肾为水脏,邪热入肾,可见身热目赤、口干舌燥、齿黑唇燥、心烦不寐等津枯水竭之象。肾水枯涸,不能涵木,可见心中憺憺大动、抽搐、手足蠕动等肝风内动之象。下焦诸证多属虚,在治疗上,用加减复脉汤、大小定风珠镇肝熄风,以取"下焦如权,非重不沉"之意。另外吴氏还提出"治上不犯中,治中不犯下"的治疗原则。

吴氏的三焦辨证体系辨证灵活,理法清晰,处处体现了灵活多变的辨证论治思想。三焦辨证不仅适用于疾病发展的不同阶段施以不同的治疗,而且对一个不同的病症,也可因其所表现的三焦部位不同,而施以不同的治法。但有的病证虽出现不同的阶段,如果其病机同,则也施以同一治法。三焦辨证方法对指导临床治疗具有的重大意义,我们临床工作中还需进一步用心体会、加以运用。

《吴鞠通医案》之邪入心包证

在《吴鞠通医案》中，有十余处论及邪人心包证，其理法方药对临床有重要的指导意义。就有关邪人心包证的论治简要总结一下。

邪人心包证，是温病发展过程中，由于邪热炽盛，热毒深陷，灼津为痰，内闭心包，心窍被阻而导致的证候。临床常见身热灼手，神昏谵语或昏愦不语，舌謇肢厥，舌质红绛，鲜泽无苔，脉沉细数，或见滑数等。《吴鞠通医案》中，有关论述如下。

1. 清营泄热，清心开窍　乃暑温气分热炽未罢，卒中心营而内闭心包之证。吴氏治用清营汤、白虎汤加减，仿叶桂"入营犹可透热转气"之法，以清营汤中金银花、连翘、竹叶宣畅气机，使营分邪热转出气分；以白虎汤之石膏、知母、甘草泄热生津，达热出表。吴氏又用牛黄丸开窍，速解高热神昏之证，取紫雪丹清热凉肝息风以防动风之势。

2. 凉肝息风，清心开窍　乃气营分邪热炽盛，引动肝风，并有真阴被灼，水亏木旺，筋脉失养之势，故见身热面赤，苔黄脉洪，同时又见目斜视，瘛疭之证。吴氏取"急则治其标"之法，先与紫雪丹清心开窍，凉肝息风，继用羚角钩藤汤合清营汤加减除营热，消肝热。

3. 清热化湿，清心开窍　论治窍闭兼湿热为患者，吴氏以飞滑石、茵陈、茯苓、薏苡仁、通草等淡渗利湿之品，祛湿热，使邪从小便而出。且加服牛黄清心丸、紫雪丹清心化痰开窍，疗效尤佳。对于此证，单开窍闭，湿热不去，反致热为湿固，黏腻固着，病必缠绵加深；若纯清湿热，窍闭不开，病势危矣。只有开窍与清热化湿并施，方为正治。

4. 通腑泄热，清心开窍　误表致冬瘟，神昏谵语，为手阳明大肠与手厥阴心包俱病。吴氏依大便闭之证，予润下法未下，虑其邪闭心包，当速开窍闭，否则易内闭外脱，故急予牛黄清心丸清心开窍，又与大承气汤攻阳明腑实，泄热下行。此乃"釜底抽薪"之法。

5. 滋阴复脉，清心开窍　用于暑热闭窍兼邪少虚多之候。一病例为产前暑伤肺卫未解，产后虚极，暑热逆传心包。吴氏以加减复脉汤滋阴清热复脉。一病例病久伤阴，加之卒中暑热，邪闭心包，更耗伤阴津，致肝肾阴津耗损，筋脉失养,故以加减复脉汤加入犀角、羚羊角、鳖甲、牡蛎,重在滋阴养血,潜阳息风。二证逆传为标,虚极为本,若单予开窍,不顾虚极之本,病难救治;若纯予复脉,不开窍闭,邪恋不去,病亦危重。故治用牛黄清心丸、紫雪丹开窍闭,通包络,用加减复脉汤滋阴清热,息风复脉。

总结吴氏所论邪入心包证之成因:一是由于感受温邪太过,邪热炽盛,热毒深陷,直中心包;一是邪热盛,灼液为痰,阻塞心窍,蒙蔽心包;或由于平素阴伤虚极,邪热闭阻包络;或由于失治误治导致邪闭心包。针对不同病因,分别用紫雪丹、牛黄清心丸等开窍闭,并根据兼证不同,配合清营泄热、凉肝息风、清热化湿、通腑泄热、滋阴复脉等治法。其经验对现今临床施治仍具有重大价值。

论滋阴法在温病中的应用

　　温病是由温邪引起的以发热为主症,具有热象偏重、易化燥伤阴等特点的一类急性外感热病。这个概念的内涵,一是病因为温邪,二是证候及病机特点为热象偏盛,易化燥伤阴。以上两点决定了这类疾病的治疗要时时注意保阴液。

　　常见温病的致病特点多有伤阴的特点:如风热病邪,风为阳邪,温为化热之气,风热相搏,最易耗损阴津,所以刘完素在《黄帝内经宣明方论·燥门》中说:"风能胜燥,热能耗液。"后世叶天士称其"两阳相劫"伤阴;暑热病邪属亢盛的火热之气,燔炎酷烈,既易伤津,又易耗气;燥热病邪,燥胜则干,热盛则伤津,燥热病邪易伤肺胃阴津。燥热严重者可伤肝肾之阴;温热病邪致病阳热燔灼,易劫夺阴津,病程后期,多耗伤肝肾之阴。由于温病邪气的致病特点,所以滋阴法常常贯穿于温病治疗的全过程,即"治温病宜刻刻顾其津液""热病以救阴为先,救阴以泄热为要"。

　　温病发展后果为伤津劫液。因热性病自始至终均为热邪所缠,伤津灼液在所难免,津液愈伤,热毒愈甚,病势益重。故在治疗温病过程中应时刻照顾阴液,防止津液缺乏。《温热经纬》载:"精之未尽者,尚有一线之生机可望,若耗尽而阴竭,如旱苗之根已枯矣,沛然下雨,亦曷济耶?"在温病治疗中防伤阴于前,治伤阴于后,亦即吴瑭所谓:"在上焦以清邪为主,清邪之后继以存阴,在下焦以存阴为主,存阴之先若邪尚有余,必先以搜邪。"柳宝诒亦云:"吴鞠通《温病条辨》专以养为主,阴气既充,则在表者,液足自能致汗,在里者,增水乃可行舟,阴旺则热自解,养阴即以泄热也。"所以阴液耗损的程度与疾病的发展及预后有密切的关系。

　　滋阴法是通过滋养阴液来补充人体阴液耗伤的一类治法。本法属于八法中的"补法"范畴。《温病条辨》谓:"留得一分津液,便多一分生机。"所以在温病的初期,便应预护其虚,一旦阴液耗伤明显,便应以救阴为务。滋阴法可分为以下几种。

　　1. 滋养肺胃　是用甘凉濡润之品以滋养肺胃阴液。主治肺胃阴液耗伤较著而邪热已基本消退者,症见口咽干燥、干咳少痰、干呕而不思食、舌苔干燥、舌光红少苔等。代表方剂如沙参麦冬汤、益胃汤。又纯胃阴伤者,治以甘寒濡润或酸甘化阴等滋养胃中津液的方法。王孟英:余谓,凡治感证,必审胃汁之盛衰,如邪渐化热,即当濡润胃腑。俾得流通,则邪有出路,液不自伤,斯为善治。

2.增液润肠　是用甘寒、咸寒之品滋润肠液以通大便。主治温病后期邪热基本解除,阴伤未复,津枯肠燥者,症见大便秘结、咽干口燥、舌红而干等。代表方剂如增液汤,即增水行舟法。

3.填补真阴　是用甘寒、咸寒、酸寒之品以填补肝肾阴液的一种治法,又称为"滋补肝肾法"。主治温病后期,温邪久羁而动灼肝肾真阴,邪少虚多者,症见低热面赤、手足心热甚于手足背、口干咽燥、神倦欲眠,或心中憺憺大动、舌绛少苔或干绛枯萎,脉虚细或结代等。代表方剂如加减复脉汤,吴瑭称其为护阴之总司。

4.养阴通下　指以养阴为主,佐以通下。如护胃承气汤用于热邪在里,正气尚旺而津液已损者。新加黄龙汤用于正虚较著,阴血津液大伤者,并有攻补兼施之作用。增液承气汤用于热邪伤津,肠中结粪不下者。

5.养阴固涩　用于温病后期虽然津伤,但同时有便溏者,如一甲煎,既能存阴又能涩便,若阴伤便溏较轻者,用一甲复脉汤,即加减复脉汤去麻仁,加牡蛎以固涩。

6.养阴益气　热邪入于血分,治疗后邪去大半,同时患者体质素虚,故需养阴兼以益气,如护阳和阴汤为邪去后调理气血之方,甚至尚可用复脉汤加重人参用量。如温病气阴大伤而正气欲脱者,则用益气生津、敛汗固脱之品补益气阴、收敛汗液以救虚脱,方用生脉散。

7.养阴潜镇　温病后期津液损伤,心无所主而心中震震,舌强神昏,用复脉汤去麻仁加龙骨、牡蛎以敛汗镇静;如热极生风,手指蠕动者,可用二甲复脉汤;如热深厥深,心中大动,甚则心中痛者,属肾阴衰竭,水火不济者,用三甲复脉汤。

8.养阴息风　温病后期邪热渐退,真阴大伤,肝风内动而厥者,如四肢蠕动、筋惕肉眴甚则痉挛、角弓反张,脉细而动,舌赤而绛者,可用大、小定风珠以养阴息风。

运用滋阴生津法时,应注意以下几点:温病阴液虽伤而邪热仍亢盛者,不可纯用本法。阴伤而有湿邪未化者,治疗时应注意化湿而不伤阴,滋阴而不碍湿。素体阳虚及脾胃虚弱便溏者应慎用。

《温病条辨》清热法应用

《温病条辨》不仅创造了三焦辨证体系,在温病的理、法、方、药上也相当完善,堪称温病学的代表作,为中医四大经典之一。温病的分类按病邪的性质分湿热类与温热类。温热类温病以清热为首务,湿热类温病以清化为原则。"清热"与"清化"通称为"清法"。纵观《温病条辨》全文"清法"贯穿于外感热病的各个阶段。试以温热类"清热"法为例说明之。

1. 解表清热 温病初期,热象虽高,但病邪在表,理当"汗解"。但有热证,也可加用清热之品。如银翘散中薄荷、豆豉、荆芥解表外,金银花、连翘清热解毒,芦根清热生津。

2. 清气分热 《温病条辨》上焦篇第七条"太阴温病,脉浮洪,舌黄,渴甚,大汗,面赤,恶热者,辛凉重剂白虎汤主之。"此为甘寒除热之法。

3. 清营分热 《温病条辨》上焦篇三十条"脉虚,夜寐不安,烦渴舌赤,时有谵语,目常开不闭,或喜闭不开,暑入手厥阴也。手厥阴暑温,清营汤主之";中焦篇二十条"阳明温病,舌苔黄而干燥,舌质红绛,口不渴,这是邪在营血,宜清营汤主之。"清营汤方中以犀角、玄参之咸寒,黄连、连翘之苦寒,生地、麦冬、金银花之甘寒为主,构成咸寒苦甘剂。

4. 气营两清 《温病条辨》上焦篇十条"太阴温病,气血两燔者,玉女煎去牛膝加元参主之。"玉女煎去牛膝、熟地,加细生地、玄参方(辛凉合甘寒法)。

5. 清血分热 《温病条辨》上焦篇十六条"太阴温病,不可发汗,发汗而汗不出者,必发斑疹,汗出过多者,必神昏谵语。发斑者,化斑汤主之"。化斑汤由石膏、知母、生甘草、玄参、犀角、白粳米组成。此热淫于内,治以咸寒,佐以苦甘法也。邪入血分,血热火上盛,迫血妄行,主方犀角地黄汤。犀角咸寒,入下焦血分以凉血清热,合丹皮苦寒,除血中伏火,生地甘寒,清热养阴,共同构成咸寒苦甘之剂。

6. 清心开窍 《温病条辨》上焦篇"太阴温病,不可发汗……神昏谵语者,清宫汤主之,牛黄丸、紫雪丹、局方至宝丹亦主之。""温毒神昏谵语者,先与安宫牛黄丸、紫雪丹之属,继以清宫汤。""手厥阴暑温,身热不恶寒,精神不了了,时时谵语者,安宫牛黄丸主之,紫雪丹亦主之。"安宫牛黄丸、紫雪丹、至宝丹等均有清热解毒、芳香透邪之作用。

7. 清热滋阴　热病后期，阴液耗损，邪热留恋于阴分，清热同时，兼顾养阴。《温病条辨》中焦篇"脉左弦，暮热早凉，汗解渴饮，少阳疟偏于热重者，青蒿鳖甲汤主之。"下焦篇"夜热早凉，热退无汗，热自阴来者，青蒿鳖甲汤主之。"青蒿鳖甲汤中鳖甲咸寒，入络搜邪，知母、丹皮苦寒清热，青蒿芳香清透，为咸寒苦辛之剂。"少阴温病，真阴欲竭，壮火复炽，心中烦，不得卧者，黄连阿胶汤主之。"黄连阿胶汤中黄连、黄芩苦寒清热，阿胶、芍药味甘内护真阴，鸡子黄甘咸补肾，构成苦甘咸寒之剂。

《素问·至真要大论》中有"热者寒之""热淫于内，治以咸寒，佐以甘苦，以酸收之，以苦发之。"清热法所选药物多为苦寒、甘寒、咸寒之品。详查《温病条辨》，确是遵从了《黄帝内经》的观点，又丰富了理法方药。

李东垣之用升麻

东垣创制补中益气汤是以"补其中而升其阳"立法的。后人把补中益气汤作为升提中气的代表方,是因它既能补其中,又能升其阳之故。"引胃气上腾"是东垣创制补中益气汤时给予升麻的评价。东垣不愧是运用升麻的大师,在他所著的《医学发明》《兰室秘藏》《内外伤辨惑论》《脾胃论》中,用得最多最活的是升麻。

东垣深受《素问》升降理论的影响,认为五脏六腑之升降运动是以脾胃为枢纽的。因此,东垣论治脾胃诸病以升降立法,重在升阳。东垣在《脾胃论》里告诫大家:"不达升降浮沉之理,而一概施治,其愈者幸也"。东垣之用升麻,亦重在升阳——升阳散火、升阳除湿、升清降浊、升阳益胃。

1. 升阳散火　对于阳气被抑遏于脾土之"四肢发困热、肌热、筋骨间热、表热如火燎,于肌肤扪之烙手"(《内外伤辨惑论》)者,东垣主张以升阳散火之法,采用升麻、柴胡、葛根、防风之类为主治之。

2. 升阳除湿　"客邪寒湿之胜,自外入里而甚暴,若以淡渗之剂利之,病虽即可,是降之又降……兹以升阳之药,是为宜耳。羌活、独活、升麻各一钱,防风半钱,炙甘草半钱……一服乃愈"(《内外伤辨惑论》)。东垣还认为:"受客邪之湿热也,宜升举发散以除之。"因此,升阳汤、升阳除湿汤,都是以升麻、柴胡配陈皮、益智仁之类以治湿盛之泄泻。

3. 升清降浊　东垣认为,脏腑气化运动中,清气上升,浊气下降,才能维持人体的动态平衡。清气上升是主要的,清气上升,浊气则下降。"举其阳则阴气自降矣。"故对清气在下,浊气在上之食泄䐜胀呕吐等症,东垣喜用升清降浊法,并以升清为主。

4. 升阳益胃　脾胃不足之证,东垣尤其喜用升麻。其用有二,一是引经,"脾胃不足之证,须少用升麻,乃足阳明太阴引经之药也";二是"引胃气上腾而复其本位",其代表方为补中益气汤。

东垣在《医学发明》创立了补中益气汤后,阐明了他的立方本旨。他说:"胃中清气在下,必加升麻、柴胡以引之,引黄芪、甘草上升。"东垣怕后人误解他的原意,在他晚年著《脾胃论》时,再次说明他的见解:"清气在阴者,乃人之脾胃气衰,不能升发阳气,故用升麻、柴胡助辛甘之味,以引元气之升"。很明显,东垣用升麻、柴胡是助辛甘之参芪术草以升提中气而已。由此可知,通过配伍,扩大了升麻的应用范围,不一定是它本身的功效。

升降散的学习与临床应用

　　升降散见于清代杨栗山所著《伤寒温疫条辨》一书卷四。《伤寒温疫条辨》对伤寒与温病的病因、病机、治疗原则以及方药进行了详细剖解,条分缕析,解释确当。杨栗山在前人经验的基础上,遵师而不泥古,敢于立新,创立了以升降散为代表的治温病十五方,对温病学的发展起到了重大作用。故后世称该书为"发千古未发之秘"。

　　杨栗山认为:"温病杂气热郁三焦表里,阻碍阴阳不通。"治疗时必须"清热解郁,以疏利之。"他根据温病过程中证候变化复杂、临床见症不同的特点,恪守古法而灵活善变,创立了宣郁清热的卓著方剂——升降散。方由白僵蚕(酒炒) 6 g,全蝉蜕(去土)3 g,姜黄(去皮)9 g,川大黄(生)12 g,四味组成。并在升降散的基础上,随证加减,灵活运用,自创了以"轻则清之"为法则的八方:神解散、清化汤、芳香饮、大凉膈散、小凉膈散、大复苏饮、小复苏饮、增损三黄石膏汤;以"重则泻之"为法则的六方:增损大柴胡汤、增损双解散、加味凉膈散、加味六一顺气汤、增损普济消毒饮、解毒承气汤;加上升降散一方,共计十五方。

　　在选择用药方面,杨栗山十分赞赏仲景用药之秘,组方精而不杂,十五方中共选药五十味。每方中均以僵蚕、蝉衣为主药,其次选用连翘、黄连、黄芩、黄柏、栀子等。如常用于治疗温病气分无形热炽之证时,采用"轻则清之"为原则,在升降散的基础上加石膏、知母、金银花、桔梗等清气泄热之品;常用于治疗温病气分有形热结之证时,遵循"重则泻之"之法则,在升降散的基础上加入芒硝、枳实、厚朴等攻里解毒之品。例如杨栗山选用神解散治疗温病初起、火郁三焦、卫气同病之候,即用升降散加金银花、生地、木通、车前子、桔梗、神曲等药。杨栗山对此方十分推崇。他说:"此方之妙,不可殚述,温病初觉,但服此药有奇验,外无表药而汗液流通,里无攻药而热毒自解,有斑疹者即现,而内邪悉除,此其所以为神解也。"临床中用于火郁三焦、外有憎寒、内有壮热、口苦咽干、舌红苔黄燥者,确有疗效,常能达到营卫通达,汗出病解的目的。杨栗山所创方剂对于温病的治疗至今仍有较高的实用价值。

　　1. 升降散证治析要　杨栗山对《黄帝内经》"火郁发之"之旨颇有研究。他认为:温病乃怫郁为重,郁而化热,阻塞气机升降,治疗上须采用"郁而发之"的原则,倡导宣郁清热为法,则以调节表里三焦气机升降,使周身气血流通,升降复常,阴阳平衡,独创升降散即是此意。

2. 升降散临证表现 憎寒壮热,头痛,骨节酸痛;或口渴饮水无度,口气如火,心烦不宁;或头面猝肿,咽喉肿痛,痰涎壅盛;或上吐下泻,呕吐血汁,丹毒发斑,雷鸣腹痛;或舌卷囊缩,腰痛如折,大便火泻,小便淋涩。其表里上下见症虽各不相同,但受邪则一,均由杂气内郁所致。其次温病初起,过用寒凉,遏阻阳气,以致火郁于内,寒遏于外,导致温热火郁三焦气分而不得宣泄,亦可出现升降散所主之证。

3. 升降散治疗原则 升降散以宣泄郁火为原则。方由白僵蚕、蝉蜕、姜黄、大黄等药组成。其中白僵蚕清热解郁,散风除湿,化痰散结,解毒定惊,既能宣郁又能透风湿于火热之外。蝉蜕宣肺开窍以清郁热;姜黄行气散结,破瘀逐血,消肿止痛;大黄攻下热结,泻火解毒,推陈致新,安和五脏。四药相伍,升清降浊,寒温并用,一升一降,内外通达,气血调畅,共奏行气解郁、宣泄三焦火热之效,升降常复,故名"升降散"。正如杨栗山所云:"僵蚕以清化而升阳;蝉衣以清虚而散火,君明臣良,治化出焉;姜黄辟邪而清疫;大黄定乱以致治,佐使同心,功绩建焉。""僵蚕、蝉蜕升阳中之清阳,姜黄、大黄降阴中之浊阴,一升一降,内外通和,而杂气之流毒顿消矣。"

已故名医蒲辅周先生在治疗时病中,常采用升降散随证化裁。蒲辅周认为:"温病最怕表气郁闭,热不得越;更怕里气郁结,秽浊阻塞;尤怕热闭小肠,水道不通,热遏胸中,大气不行,以致升降失灵,诸窍闭滞。"强调治法中以"透表宣肺,疏通里气而清小肠",不使热邪内陷或郁闭为要点。其在治疗风热闭肺中投予桑菊饮加僵蚕、蝉蜕宣肺祛风,轻清透表,三剂而愈。

名中医赵绍琴根据杨栗山的学术思想,阐其精华而有所发挥,治疗温病时多着眼于"郁热"上,每多投以升降散而取效。如治"麻疹内闭"一症,辨为温热郁遏肺卫,内迫营血而见疹点隐隐,出而不透,急投宣肺开郁、解毒透疹之品,以升降散加连翘、赤芍、钩藤、芦根急煎。药后一剂气平疹出,神清热减;二剂大便畅通,麻疹透足,诸症一扫而愈。

4. 升降散的临床运用 升降散本为温病郁热内伏所设,由于组方严谨精当,其宣郁清热之力卓著。其在急症中可药到病除,化险为夷。现广泛应用于内科杂病及疑难重症中,亦获良效。

赵绍琴将该理论不但用于治疗温热病中之郁热症,对湿热病的治疗也独辟蹊径。常选用僵蚕、蝉蜕宣上焦肺气,气化则湿化,气行则湿行。姜黄辛开温通,行气解郁,宣通上下气机;大黄苦寒泄热、导滞通下,兼能燥湿,一宣一透,调达三焦,使湿不与热相搏,势必孤矣。赵绍琴在该方基础上加藿香、佩兰、苏叶以芳香化湿;或加菖蒲、防风、豆豉、杏仁以辛温宣透;或加黄连、黄芩、栀子以苦寒燥湿清热;或加竹叶、木通、滑石以淡渗利湿。此外赵绍琴还用该方治疗小儿遗尿、癫痫、贫血、低热、新生儿原发性血小板减少症等,多获良效。

名医朱光辉用升降散加西洋参、麦冬、桑白皮、茯苓、茯苓皮、葶苈子、枳壳、猪苓、丹参等药,取其升降,通调气机之意。治疗心包大量积液两例,共服药月余,诸证消失。

杨栗山谓"是方以僵蚕为君,蝉蜕为臣,姜黄为佐,大黄为使,米酒为引,蜂蜜为导,六法俱备,而方乃成。僵蚕味辛苦气薄,喜燥恶湿,得天地清化之气,轻浮而升阳中之阳,故能胜风除湿,清热解郁,从治膀胱相火,引清气上朝于口,散逆浊结滞之痰也;蝉蜕气寒无毒,味咸且甘,为清虚之品,能祛风而胜湿,涤热而解毒;姜黄气味辛苦,性温,无毒,祛邪伐恶,行气散郁,能入心脾二经,建功辟疫;大黄味苦,大寒无毒,上下通行,亢盛之阳,非此莫抑;米酒性大热,味辛苦而甘,令饮冷酒,欲其行迟,传化以渐,上行头面,下达足膝,外周毛孔,内通脏腑经络,驱逐邪气,无处不到;蜂蜜甘平无毒,其性大凉,主治丹毒斑疹,腹内留热,呕吐便秘,欲其清热润燥,而自散温毒也。盖取僵蚕、蝉蜕,升阳中之清阳;姜黄、大黄,降阴中之浊阴,一升一降,内外通和,而杂气之流毒顿消矣。"其方虽为瘟疫而设,然其应用已超出此范围。

夏季重养心

中医学认为:"夏属火,其性热,通于心,主长养,暑邪当令。"是指心在五行中属火,火热之邪最容易损伤心,常导致心病,如有心神不安、心悸失眠、头昏目眩等心神不宁的症状。而且中医认为"汗为心之液",夏天汗液大量排泄,导致血液黏稠,使心脏缺血缺氧,容易诱发心律失常等。即中医所讲损伤心气,导致心阴虚,这样更容易受到暑热邪气的侵犯,所以夏季宜注重养心。

中医认为很多病都是由火引发,夏季人的心阳最盛,因此人到夏天就容易烦躁,而烦躁则更伤心,对心脏最好的食材应该是苦味的,苦味是最好的灭火器,既可以清热泻火,还可以健脾气、除潮湿。《黄帝内经》中说:"苦入心,苦走骨,骨病无多食苦",就能看出苦味对心的重要性。听到"吃苦",很多人都会皱眉头,因为人们第一想到的就是苦瓜。其实不然,夏天爽口的黄瓜、莴笋、芦笋等,都有清心除烦、提神醒脑的作用。下面介绍一些最养心的苦味食品:苦味饮料:苦丁茶、咖啡、绿茶、决明子茶、薄荷叶茶、啤酒;苦味蔬菜:黄瓜、丝瓜、葫芦、苦瓜、生菜、芹菜、莴苣、香菜;苦味水果:杏、柚子、荸荠、黑枣。其中,苦味杏和杏仁还被世卫组织列入最健康食品排行榜。另外也可配合服用辛凉发散或甘寒清暑的中药,如菊花、薄荷、荷叶、金银花、连翘等,以利心火、散暑热。

夏天汗液大量排泄,如喝水过多也会冲淡胃酸,所以夏季还可适当吃些酸味食物,如番茄、柠檬、草莓、乌梅、葡萄等能敛汗生津,健胃消食,可预防流汗过多而耗气伤阴,进而诱发心病。

夏季不宜过食甜味、肥甘厚腻之品。夏季人体本身顺应阴阳变化而出现阳气宣发,若是常吃肥甘厚腻之品,会加重脾胃的负担,造成脾阳虚弱,而出现痰湿,导致胃胀不想吃东西,故《孙真人卫生歌注释》说:"三伏天,食物尤要淡味节减,使脾胃易于磨化,则腹疾不生。"是说夏天要吃脾胃容易消化的简单的饮食,这样才能杜绝胃肠道等疾病的发生,有助于心病患者"养心"。

心病的发作诱因中,情绪激动是最主要的诱因之一。夏日炎炎、酷暑难耐,人们情绪往往容易变得焦躁,易引发心肌突然缺血,因此,一定要注意稳定家中心脑血管病患者的情绪,做到思想平静,精神愉悦。中医建议,夏天养生的关键是静,不要做太激烈的运动。夏天人容易出汗,中医认为汗是心的液体,流汗过多会有损心阳,因此建议在夏天静养而非过多运动,或者做一些不太激烈的运动,如打太极拳、快走和慢跑;运动时间一般控制在40分钟左右,只要微微出汗即可。午后小睡一会,半小时左右,对身体健康有好处,据调查研究表明,每日午睡半小时的冠心病患者比不睡者死亡率会减少30%。

《摄生消息论》说:"孟夏之月,天地始交,万物并秀,宜夜卧早起,以受清明之气。"用白话说,就是夏天昼长夜短,可以适当晚睡早起。一年四季,唯有夏天最强调早起,其目的就是要和太阳一起醒来,吸收其"清明之气"来养阳。起床后的第一件事,是先将身体从睡眠状态中唤醒,然后喝杯水。喝水是为了弥补身体睡眠8小时的缺水状态,这一点对夏天尤其有用。夏天人出汗更多,身体如果缺水,心脏就会闹"革命"。所以夏季应格外注意生活饮食调摄,重"养心"才能防止心病突发。

浅谈中医养肝

民间流传着许多与肝相关的俗语,如肝胆相照、大动肝火、剖肝泣血等,体现了人们对肝的朴素认识,如肝与胆密切相关,肝与情绪激动关系密切,肝藏血等。这些认识与中医观点有着千丝万缕的联系。现浅述中医养生中肝的相关内容以飨读者。

1. 中医学中肝的概念 从俗语就可见,中国传统文化所论的肝,不同于现代医学的肝脏。可以理解为以肝为核心的系统,注重的不是解剖学意义上的肝,而是功能活动的征象,并借鉴了五行理论等哲学思辨方法。肝,与胆、目、筋、爪等共同构成了肝系统,与四时之春季、地域之东方、颜色之青色等相对应。如《素问·金匮真言论》言:“东方青色,入通于肝,开窍于目,藏精于肝。其病发惊骇,其味酸,其类草木,其畜鸡,其谷麦,其应四时,上为岁星,是以春气在头也。其音角,其数八,是以知病之在筋也,其臭臊。”《素问·五脏生成》言:“肝之合筋也,其荣爪也。”《灵枢·本输》言:“肝合胆,胆者,中精之腑。”即俗语肝胆相照。

肝的生理病理特点可以概括为体阴而用阳。一方面,肝藏血,依赖阴血滋养,即肝非柔润不和,如“肝受血而能视”(《素问·五脏生成》),肝血充盛,功能才能发挥正常,上荣目窍而视物正常。另一方面,肝主疏泄,像树木一样喜条达而恶抑郁。朱丹溪首先提出“司疏泄者,肝也”(《格致余论·阳有余阴不足论》),原指疏泄精液的作用,后世在辨证论治过程中逐渐扩大了这一概念,具体表现在生理功能上有调畅气机、调节情志、促进消化吸收、维持气血运行、调节水液代谢、调节生殖功能等。

肝之为病,大致有虚实之分。虚者多见肝血不足、肝阴不足。因为劳伤损耗,如“久视伤血”(《素问·宣明五气》),主要表现在过度使用手机、电脑等电子设备,长时间熬夜等,损耗精血,出现视物不清,血气不足等。或因为衰老而阴血损耗,如“年四十而阴气自半也”(《素问·阴阳应象大论》),或妇人经、孕、胎、产等生理损耗。或因为疾病耗伤的,如内热灼伤阴津,或先天生化不足,或后天运化不及,更有因药食过于温燥,耗伤阴血等。

实者有肝气郁滞、肝火上炎、风阳妄动,或湿热寒凝等,多以肝气郁滞为基础。气郁则伤肝,"有所不怒,气上而不下,积于胁下则伤肝"(《灵枢·邪气藏府病形》)。肝郁而化火,火性上炎,可见面红目赤,头晕胀痛,口苦,耳鸣,情绪急躁易怒,即常言道大动肝火,见于盛怒、暴怒而使情绪变得格外激动。火炽灼阴,阴不敛阳,而阳亢无制,可见眩晕耳鸣,头重脚轻,手足麻木,甚或口眼㖞斜,半身不遂等,并心悸健忘,失眠多梦等阴亏之象。另有外邪所伤者,如湿热蕴结肝胆,或寒邪凝滞肝经脉络等。

2. 中医学对肝之养生的建议

(1)应春之升:肝属木,应春阳发泄,主升发之象。《黄帝内经》为春季护肝养生提出了明确的指导意见。"春三月,此为发陈。天地俱生,万物以荣,夜卧早起,广步于庭,被发缓形,以使志生,生而勿杀,予而勿夺,赏而勿罚,此春气之应,养生之道也;逆之则伤肝。"(《素问·四气调神大论》)春季为万物复苏萌发的时令,人们也应该顺应气象,早些起床,舒散筋骨,保持积极向上的精神面貌,所谓"一年之计在于春",而不要滥行杀伐,违逆春升之气。

(2)益智怡情:"肝者,将军之官,谋虑出焉"(《素问·灵兰秘典论》)。古人以忠肝义胆、胆识过人等赞美具有坚定意志的人。如辛弃疾的词,"千古忠肝义胆,万里蛮烟瘴雨,往事莫惊猜。"忠心耿耿,仗义行事,就算面对僻远蛮荒的处境,仍积极执着,不必惊惧猜疑。生活总是存在残酷无常的一面,只知"享受当下,岁月静好",回避现实的困难,固然获得一时的轻松,总难免过后的空虚和落寞。建立正确的价值观,充分利用时间和心智向自己真正向往完成的目标努力,而有舍有得,更容易保持心态的宁静与平衡。

(3)生活节制有度:世人徒然羡慕上古之人的清静无为,而《黄帝内经》所述也仅限于"知道者""法于阴阳,和于术数,食饮有节,起居有常,不妄作劳",可见理想的"百岁乃去"仍是得益于高尚智慧的文化修为和严谨有序的生活管理。结合现代生活方式,当避免长时间看书,或长期使用电脑、电视,以免造成用眼过度;避免久坐不动,以免使肌腱、韧带僵硬,失于柔韧灵活;避免过度饮酒,或过食肥甘厚味,以免湿热郁结于内;避免不安全用药,以免增加解毒负担;保持健康的生活习惯,避免乙型病毒性肝炎等病毒侵袭,所谓"虚邪贼风,避之有时"。

(4)食疗养肝:食疗文化源远流长,是百姓易于接受的保健方式。许多食物既是性味较为平和的食物,也具有药物的调理作用。现列举几种常用的养肝食材于下。

①滋阴敛肝:耗伤肝阴肝血过多者,宜滋阴之品,如桑椹、黑芝麻、枸杞。桑椹味甜汁多,酸甜适口,自古就是人们常食的一种水果。如《诗经》有句:"桑之未落,其叶沃若。于嗟鸠兮,无食桑葚!"欧阳修的诗句:"黄栗留鸣桑葚美,紫樱桃熟麦风凉。"中医药用,认为它味甘、酸,性寒,善滋阴补血。《神农本草经疏》解其"甘寒益血而除热,为凉血补血益阴之药"。《本草纲目》载桑椹酒,也取其滋阴补血、补益肝肾的作用。黑芝麻有滋补肝肾之效,日常可以做成黑芝麻糊、芝麻糕等各种食品。黑芝麻质润,兼具滑肠之性。枸杞,亦可加工成各种食品、保健酒等,善滋补肝肾。《药性论》解"能补益精诸不足,易颜色,变白,明目,安神"。《神农本草经疏》称:"老人阴虚者十之七八,故服食家为益精明目之上品……盖热退则阴生,阴生则精血自长,肝开窍于目,黑水神光属肾,二脏之阴气增益,则目自明矣。"苏轼有首诗专颂枸杞,赞其"神药不自闭,罗生满山泽"。但枸杞性滋腻,故内有实热,或脾虚有湿者不宜。

不同于甘味之剂滋补之力卓著,乌梅味酸入肝,主收敛生津。刘鸿恩以"知梅学究"自誉,善用乌梅敛肝,他以农民耕田为喻,脾土化水谷之精以生气血,就好像农民耕田而收获庄稼以供国用,若酷吏为害,农民则垂头屏息,无暇劳作,而上下俱困,此时治理之道在于以吏治,正如敛肝则脾舒,脾舒而气血得化,是自然而然的事情了。乌梅食疗有健脾开胃、生津止渴、敛肺止咳等功效。常用于加工蜜饯,如"十蒸九晒,数月一梅"。但胃酸过多,或有实邪者慎服。

②疏肝:肝气郁滞者,宜芳香之品疏肝理气。玫瑰花不仅是观赏花卉,也可用于制作食品或提炼精油等。玫瑰制品具有舒气活血的作用,如《本草正义》解"玫瑰花,香气最浓,清而不浊,和而不猛,柔肝醒胃,流气活血,宣通窒滞而绝无辛温刚燥之弊,断推气分药中,最有捷效而最为驯良者,芳香诸品,殆无其匹。"主要取其疏肝之效,肝气条达,血行和畅,有助于舒缓情绪,防治肝郁气滞型的月经不调、失眠、抑郁等。但疏肝者多气燥,阴虚火旺者慎服。

山楂味甘酸,可以制成许多美食,如冰糖葫芦、山楂糕等,是调理气血的代表食物。人们熟悉山楂开胃消食的作用,常用以促进肉食等消化。传统中医认为,山楂入脾、胃、肝经,除了消食化积的作用,还具有行气散瘀之功效。张锡纯解"山楂,若以甘药佐之(甘草、蔗糖之类,酸甘相合,有甲己化土之义),化瘀血而不伤新血,开郁气而不伤正气,其性尤和平也"。西医学也证实,山楂有助于降血脂、抗动脉粥样硬化等,有益于高脂血症、脂肪肝、冠心病等疾病的防治。但山楂含有大量有机酸,若空腹食用,会因胃酸过多导致对胃黏膜的不良刺激,尤其对于胃食管反流病、胃溃疡等患者不宜。

③清肝平肝：肝火上炎者宜清，风阳上亢者宜平。如菊花有黄菊花、白菊花、野菊花等。其中黄、白者皆可入肝经，能清肝热，平肝阳。而白菊花味甘，口感较佳，但清热力稍弱，长于平肝明目。花类入药，多宣扬疏泄，而菊花的花期已至秋季，所谓"此花开尽更无花"，而禀金之肃杀之气，又摄纳下降，能平肝木之火，平息内风，抑木气之横逆。常用如菊花茶以明目养神。但菊花性寒，脾胃虚寒者不宜。

蒲公英味苦甘，性寒，自古就作为野菜被人们食用，或烹炒做菜，或煮粥熬汤，所谓"至贱而有大功"。古书多用其医治乳痈、疮疡等，可内服外用。如《神农本草经疏》解蒲公英："当是入肝入胃，解热凉血之要药。乳痈属肝经，妇人经行后，肝经主事，故主妇人乳痈肿乳毒，并宜生啖之良"。蒲公英还具有清肝明目的功效，可与菊花、金银花等同用。现代研究认为，蒲公英不仅对金黄色葡萄球菌、溶血性链球菌等有杀菌作用，还有抗幽门螺杆菌、利胆等作用。因其苦寒，阳气亏虚或寒邪内盛者不宜。

从护肾谈养生

华明珍教授注重养生,她认为养生的目的并不是长生不老,返老还童,而是去病延年,即以良好的健康状态和最佳的生活质量而尽终天年。人若能顺应自然而摄生,各种生理活动随节律稳定而有序,机体阴阳协调而健康。若有违自然,肆意妄为,各种生理活动随节律长期紊乱无序,全身机能处于失调而不健康状态。肾有藏精、主生长、发育、生殖、主水液代谢等功能,被称为"先天之本"。肾亏精损是引起脏腑功能失调,产生疾病的重要因素之一。故许多养生家把养肾作为抗衰防老的重要措施。

肾为先天之本,生命之根,藏真阴而寓真阳,为水火之脏。人之生身源于肾,生长发育基于肾,生命活动赖于肾。肾是人体阴精之所聚,肾精充则化源足;肾又是人体阳气之源,肾气旺则生命力强。精充气旺,阴阳相济,则生化无穷,机体强健。肾藏精,肾精宜藏不宜泄;肾主命门火,真火宜潜不宜露。肾精不可泻,肾火不可伐,犹如木之根,水之源。木根不可断,水源不可竭,灌其根枝叶茂,澄其源流自清。基于这一生理特性,前人提出"肾无实不可泻"的学术观点。故治肾多言其补,不论其泻,或以补为泻。然肾病非绝对无实而不可泻,确有实邪亦当泻。肾主蛰伏闭藏,故其病虚多实少,纵然有实邪存在,亦是本虚标实。所以治肾病以多补少泻为宜。肾主闭藏的理论对养生具有重要的指导意义。养生学非常强调保养阴精,使肾精充盈固秘而延年益寿。

人体的衰老与肾气(即真气)的关系极为密切。可以说肾是生命活动的根本,肾气是生命个体不可缺少的物质机能。肾气包括元阳、元阴两种物质,为性命的根本所在,正如《中藏经》所述:"肾气绝,则不尽其天命而死也。"人体变老与否,变老的速度,寿命的长短,在很大程度上取决于肾气的强弱。

肾是人的先天之本,生命之源,人体生命运动的基本物质都由它化生和储存,人的生、长、壮、老、死的整个生命过程都与它息息相关,人的生长、发育、生殖、呼吸、消化、神志、骨骼等健康状况都与它的高度相关,肾好是健康长寿的前提,肾虚是百病丛生的源头。

木有根则荣,根坏则枯;鱼有水则活,水涸则死,灯有膏则明,膏尽则灭;人有真精,保之则寿,戕之则夭。

坚实的体质不是一朝一夕可以得到的。必须长期坚持慎起居,节饮食,导引关节,吐故纳新。不注意这些日常生活中的"节慎",只想用药物来增强体质,其结果,只能助一时之"强阳",而损伤了身体的"元气",贻害匪浅。

1. 常见肾虚表现

(1)足跟疼痛:足跟痛,不管足跟一侧或两侧疼痛,都应考虑肾虚的可能。为什么肾虚会导致足跟(脚后跟)痛呢?原因有两个。首先,肾经循行经过足跟,因为脏腑的病变会在对应的经脉上表现出来,所以肾虚时肾经循行经过的足跟处会出现疼痛感。有人可能会说了,肾经在人体循行的部位很多,怎么偏偏会足跟痛?是这样的,足跟是人体的负重点,在人体的所有部位中,它承受的重量最大,所以足跟部位自然比其他部位的疼痛要明显一些。

(2)耳轮焦黑:耳轮颜色发黑且晦暗无光,应考虑肾虚的可能。"耳朵大有福",这句俗语尽人皆知。耳朵作为人体的听觉器官,怎么就跟人的幸福联系起来了呢?这是因为,在中医理论中,目、舌、口、鼻、耳这五官与肝、心、脾、肺、肾五脏相配属,耳属肾,耳为"肾之外窍",由肾气所主。一方面,耳朵的听觉功能与肾气的盛衰密切相关,肾好,听力就好;另一方面,耳轮的荣枯与肾精的盛衰密切相关,耳轮是肾精是否充足的外在表现——这就是"耳朵大有福"的中医理论依据。一般来说,健康的人,耳轮饱满、红润、有光泽;耳轮发黑、晦暗无光,看上去有不干净的感觉,则说明可能有肾虚的问题。如果耳轮焦黑且晦暗无光,并伴有头晕目眩、口干咽干、五心烦热、失眠、遗精、盗汗、腰膝酸软等症,如果看看舌头,还会有舌质红、舌苔少的现象,说明有肾阴虚的问题,治疗宜用滋补肾阴之法。如果你耳轮焦黑且晦暗无光,并伴有畏寒肢冷、倦怠乏力、腰膝酸软、遗精、阳痿等症状,如果看看舌头还发现有舌质淡、舌苔白的现象,则说明有肾阳虚的问题,治疗宜用温补肾阳之法。

(3)牙齿松动:凡是牙齿松动,都应考虑肾虚的可能。

肾主骨,骨靠肾精滋养,肾好骨才好。而齿为骨之余,骨头的好坏直接影响到牙齿的好坏。所以,肾与牙齿有着密切关系,肾虚则骨失所养,牙齿就会不坚固,出现牙齿松动的问题。肾阴虚和肾气虚均会导致牙齿松动。

如果你牙齿松动而干燥、隐隐作痛,并伴有头晕、耳鸣、脱发、腰酸的症状,看看舌头,还发现有舌体瘦薄、舌质红嫩、舌苔少或无苔的现象,一般可断定是肾阴虚。治疗宜用滋阴补肾固齿之法,可选用六味地黄丸,或用滋阴清胃固齿丸治疗。

(4)失眠健忘、头昏耳鸣:由于肾"主骨生髓通于脑",肾阴不足,骨髓便得不到濡养,骨髓空虚,脑海便会不足,人就会出现失眠健忘、头昏耳鸣的问题。

(5)皮肤发黑:全身皮肤发黑、眼圈发黑也应考虑肾虚的可能。肾阳虚的典型表现是面色黧黑或者苍白。阳气是运行气血的,肾阳不足,自然无力运行气血,就会出现面色苍白之感。如果肾阳虚衰过甚,人体阴寒内盛,肾脏之色(黑色)就会外现于面部,从而表现为面色黧黑。

2. 常用养肾法

(1)养精保肾:肾气的充坚与否,是决定人体是否健康长寿的关键因素。肾精不仅是繁衍人类的生命之源,亦是生命活动最为重要的基本物质。《黄帝内经》指出:"精者,生之本也",《寿世保元》云:"精乃肾之主,冬季养生,应适当节制性生活,不能恣其情欲,伤其肾精。"精气流失过多,会有碍"天命"。对性生活有节制,以益长寿。

(2)食药粥温肾元,填补生髓:肾中精气有赖于水谷精微的供养,才能不断充盈和成熟。补肾食品有多种。冬天一般可以选用核桃、枸杞、狗肉、羊肉、黑芝麻、龙眼肉等温性食物。肾虚有阴虚、阳虚之分,进补时对症用膳,方可取得显著效果。肾阳虚可选服羊肉粥、鹿肾粥、韭菜粥等温肾壮阳之物;肾阴虚宜选服海参粥、地黄粥、枸杞粥等滋补肾精之品。

(3)适当运动,健肾强身:肢体功能活动包括关节、筋等组织运动,由肝肾所支配,因而有肝肾同源之说。善养生者,在冬季更注重锻炼身体,以取得养筋健骨、舒筋活络、畅通血脉、增强自身抵抗力之效。锻炼时运动量要适当,散步、慢跑、做健身操、打太极拳都是很好的运动方式,只要持之以恒,定能达到健肾强体之目的。

3. 常用补肾按摩法

(1)营治城廓法:时常用手将两耳前后左右搓揉按抑无数次,使人听力聪强,叫做营治城廓法。

(2)按摩肾俞法:肾俞穴在第二腰椎两旁各一寸五分,中间当二、三腰椎棘突之间命门穴,前对脐。每天临睡以前,垂足坐在床边,闭气,舌抵上腭,用眼返视即以意视顶,提缩肛门,用手摩腰,正当肾俞穴处,上下按摩,反复轻搓一百二十次,以多为妙,摩完就睡。对肾病遗精、尿频、腰痛、腿软均有效果。必须坚持不断,日久效果更好。

(3)常用保健按摩穴

①涌泉穴——补肾固元的"长寿穴"。涌泉穴是人体足少阴肾经上一个非常重要的穴位。是肾经的首穴,也是人体长寿大穴。涌泉穴是肾经的井穴。肾

脏有病变,肾经上就会有所体现。肾经的井穴,当肾脏有病变时,涌泉穴处表现尤为明显,往往感觉疼痛、酸胀、麻木,如果用手指轻按该处,感觉会更明显。

位置:涌泉穴位于脚底中线前三分之一交点处,即当脚屈趾时,脚底前凹陷处。原理:《黄帝内经》上说:"肾出于涌泉,涌泉者足心也。"意思是说:肾经之气犹如源泉之水,来源于足下,涌出灌溉周身四肢各处。所以,涌泉穴在养生保健方面具有重要的作用。对于按摩涌泉穴的好处,有歌诀云:"三里涌泉穴,长寿妙中诀。睡前按百次,健脾益精血。能益气精神,呵护三宝物;识得其中趣,寿星随手摘。"可见,经常按摩涌泉穴,可以使人肾精充足、耳聪目明、精神充沛、性功能强盛、腰膝壮实不软、行走有力。

②太溪穴——汇聚肾经元气的"长江",太溪穴是肾经的原穴。原穴能够激发、调动身体的原动力。太溪穴是足诊三脉"决生死,处百病"三大独特要穴之一。位置:太溪穴位于足内侧,内踝后方与脚跟骨筋腱之间的凹陷处,用手指按揉有微微的胀痛感。原理:太溪穴是肾经的原穴,是汇聚肾经元气的"长江",所以古人称太溪穴为"回阳九穴之一",认为它具有极高的回阳救逆之功。古代很多医家面对垂危的病人,多用这个穴"补肾气、断生死",如果在这个穴位上能摸到搏动的动脉,说明病人肾气未竭,还可救治;如果没有搏动,就说明病人阴气缠身,比较危险了。刺激太溪穴具有明显提高肾功能的作用,所以可以经常按揉太溪穴,每次每个穴位 5 分钟左右便可,不必拘泥于方法。当然在肾经的流注时间,即下午 17 ～ 19 点时按摩的效果更好,按揉时可用对侧手的拇指按揉,也可以使用按摩棒或光滑的木棒按揉;按揉的力度,除了要有酸胀的感觉之外,还要有麻麻的感觉。

③关元穴——封藏一身真元之处。关元穴为先天之气海,是养生吐纳、吸气凝神的地方。位置:关元穴位于腹中线上肚脐眼正中直下 3 寸处。原理:我们身体里有一种非常重要的维持人体生命活动的基本物质与原动力,叫元气。中医认为元气禀于先天,藏在肾中,又依赖后天精气充养,主要功能是推动人体的生长和发育,温煦和激发脏腑、经络等组织、器官的生理功能。元气是与生俱来的,从父母那里继承而来,又依赖后天的充养。随着时间的推移,它会逐渐减少,人就会呈现衰老的态势。怎样才能更好地守护元气呢? 刺激关元穴就是一个很好的办法。关元穴就像人身体的一个阀门,将人体元气关在体内让它不泄漏,是男子藏精、女子蓄血之处,是人身上元阴、元阳的交汇之处,也是元气的关隘。刺激关元穴,可以使肾气活跃,补充肾气。